糖質中毒

痩せられない本当の理由

牧田善二

文春新書

1349

はじめに　気づかずに重症化しているあなたの「糖質中毒」

　もう二〇年以上前になるでしょうか。「アメリカでは肥満者は出世できない」という話題が日本のマスコミで盛んに取り上げられました。「自分の体重すら管理できない人間に他者を管理することなど無理だ」と、アメリカでは断じられているというのです。その理屈にはなかなか説得力があり、日本のビジネス界でも肥満者は肩身の狭い思いをしたものです。

　これは過去形の現象ではなく、今も肥満者は「自分を管理できない人間」という色眼鏡で見られています。

　しかし、私はそうした風潮に異論を唱えたいと思います。肥満者は、単純に自制が利《き》かずにたくさん食べているわけではありません。脳が「糖質中毒」に侵され、糖質を摂らずにいられない状況に置かれているに過ぎません。詳しくは本文に譲りますが、彼らは、不本意ながら中毒にされた被害者なのです。

糖質とは、砂糖など甘いものだけを指すのではありません。**肥満者をつくり上げている糖質の大半は、ご飯、パン、麺類などの炭水化物です。**

実際に、肥満者のほとんどはご飯や麺類が大好きです。とはいえ、彼らがそれを太るまで食べてしまうのは、単に食い意地が張っているからではなく、食べずにいられない脳になっているからです。誰も太りたくて太る人などいません。

健康診断では、「メタボ」には厳しい目が向けられます。日本人男性は三〇代から太り始め、中高年になると多くがメタボの指摘を受けますから、もしかしたらあなたも医者から「体重を落としてください」と指導を受けている一人かも知れません。

でも、いくら言われても簡単には減らせず、それどころか年々増えていっているのではないでしょうか。あるいは、少し痩せたとしても、すぐにリバウンドしてしまったのではありませんか？

どうして、痩せることはそれほど難しいのでしょう。

あなたがグルメだから？

あなたの意志が弱いから？

違います。**あなたが痩せられないとしたら、それは糖質中毒だからです。中毒を治さない限り、本質的な肥満解消など無理なのです。**

かようにやっかいな糖質中毒は、太っている人だけの問題ではありません。**痩せた若い女性にも、重症の中毒患者がたくさんいます。**彼女たちのなかには、コンビニで調達した炭酸飲料やジュース、スナック菓子をポリポリつまんで食事代わりにしている人もいます。

それは、だらしないからではありません。料理ができないからでもありません。そういう食行動を取らざるを得ない脳になっているからです。

私たちを取り巻く社会には、多くの「中毒」が存在します。それらは、薬物、アルコール、ニコチンなどのモノをやめられなくなる「物質依存」と、ギャンブル、買い物、ゲームなどの行動をやめられなくなる「プロセス依存」の、大きく二つに分けられます。とはいえ、根っこは同じで、すべての中毒は脳がやられていることに起因します。

あまり糾弾されることはありませんが、仕事に依存する「ワーカホリック」も立派な中毒です。

ＳＮＳの中毒は、今後大きな問題に発展していくと思われるものの、まだまだ真の解明は進んでいません。

では、あなたが最も忌み嫌う中毒はなんでしょう。

たいていの人にとって、それは「薬物中毒」ではないでしょうか。そもそも覚醒剤などの使用は犯罪ですし、合法ドラッグとやらもひどく怪しい。錯乱状態に陥って関係のない人たちを殺傷する事件などを見れば、たしかに薬物中毒は最悪です。

一方で、同じ物質依存でもアルコールやニコチンならまだ許せる。ましてや、糖質中毒なんてかわいいものだと思っていないでしょうか。

だとしたら、その認識は一新してもらう必要があります。

糖質中毒は、薬物中毒のように周囲の人に迷惑をかけることはないかも知れません。しかし、本人がまったく気づかないうちに重度の患者となっている点、そうした患者が現代社会に溢《あふ》れかえっている点、それによってたくさんの人たちが重篤な病気を得ている点で、非常に深刻なのです。

本書では、なぜ糖質中毒は起きるのか、どれほどたくさんの人たちがすでに中毒になっているのか、その理由はどこにあるのかといったことについて徹底的に掘り下げると同時に、恐ろしい害について医学的見地から述べていきます。

もちろん、糖質中毒の治し方についても具体的にわかりやすく説明します。

私は四〇年間にわたり、糖尿病専門医として医療の現場に立ち続け、のべ二〇万人以上の患者さんを診てきました。糖尿病と「糖質摂取」は切っても切れない関係にあり、私は好むと好まざるとにかかわらず、誰よりも糖質に詳しい医師となりました。

そんな私が、最初に明言しておきます。

糖質は、あなたが考えているよりも遥かに恐るべき物質です。糖尿病に縁のない健康な人でも、簡単に糖質中毒になります。そして、それによって太ることはもちろん、知らぬ間に健康を著しく害します。

現代人にとって、避けて通りたい病気のトップはがんでしょう。ほかにも、心筋梗塞や脳卒中、慢性腎臓病、アルツハイマー病など、重大な病気の根本に糖質中毒があると私は考えています。

糖質中毒について知り、自分事として取り組むことは、現代人の健康管理において最重要課題と言ってもいいでしょう。

糖質中毒

痩せられない本当の理由◎目次

構成：中村富美枝　カバー写真：志水隆　イラストレーション：654《ろこし》

【第1章】糖質、この必要にして害をなすもの

◎世界中で肥満者が激増しています

二〇一六年、一流医学誌の一つ「ザ・ランセット」に、肥満に関するあるデータが公表されました。

それによると、一九七五年からの四〇年間で、世界の肥満者は急激に増え、その数は六億四一〇〇万人を超えているそうです。男女の内訳は、男性二億六六〇〇万人、女性三億七五〇〇万人となっていますが、日本だけを見ると男女差は逆転し、圧倒的に男性の肥満者が多くなっています。

肥満の診断は、ＢＭＩ（ボディマス指数）という世界共通の数値によって下されます。ＢＭＩは、

ＢＭＩ＝体重（キログラム）÷（身長（メートル）×身長（メートル））

例えば体重六〇キログラム、身長一六〇センチメートルの人の計算式は、

六〇÷（一・六×一・六）＝二三・四

という計算式で算出され、日本では一八・五以上二五・〇未満であれば「標準体重」となります。

日本人のＢＭＩ平均値は男性二三・八、女性二一・五です（二五歳以上）。この数値だけ見れば、「なんだ、標準内に収まっているじゃない。それに女性のほうが痩せているよね」と思えるでしょう。しかし、すでに二五・〇は目の前です。

それに、この数値は肥満者の少ない若者も含めた平均だということを忘れてはなりません。読者の皆さんも、二〇歳前後の時はスマートだったことでしょう。ところが、中年の域に入った頃から、じわじわと体重が増えていったのではありませんか？

とくに、男性の場合、三〇代から太り始め、四〇〜五〇代で適正体重に収まっている人は少ないのです（図表１参照）。ちなみに適正体重はＢＭＩが二二で、最も健康的な体重といえます。美容体重はＢＭＩ二〇で、見た目がスリムな体重のことです。

それでも、日本はまだいいほうで、肥満大国アメリカでは恐ろしいことになっています。

アメリカに行ったことがある人ならわかると思いますが、テレビを通して見ている

図表1. 日本人の平均身長と平均体重

男性

年齢	身長（cm）	体重（kg）	BMI	適正体重（BMI:22）
26–29歳	171.8	70.4	23.9	64.9
30–39歳	171.5	70.0	23.8	64.7
40–49歳	171.5	72.8	24.8	64.7
50–59歳	169.9	71.0	24.6	63.5
60–69歳	167.4	67.3	24.0	61.7
70歳以上	163.1	62.4	23.5	58.5

女性

年齢	身長（cm）	体重（kg）	BMI	適正体重（BMI:22）	美容体重（BMI:20）
26–29歳	157.9	53.4	21.4	54.9	49.9
30–39歳	158.2	54.3	21.7	55.1	50.1
40–49歳	158.1	55.6	22.2	55.0	50.0
50–59歳	156.9	55.2	22.4	54.2	49.2
60–69歳	154.0	54.7	23.1	52.2	47.4
70歳以上	149.4	51.1	22.9	49.1	44.6

注：体重は妊婦除外
出所：「令和元年国民健康・栄養調査」（厚生労働省）より算出

かっこいい俳優や歌手、スポーツ選手などは例外と考えた方がいい。実際には、老若男女問わず肥満者だらけで、しかも、その太り方は半端ではありません。

日本にはめったにいない、ＢＭＩが四〇を超えるような重度の肥満者が、アメリカにはゴロゴロしています。

だからといって、「まったくアメリカ人はのんきだよね」などと揶揄《やゆ》している場合ではありません。アメリカ社会はそれだけ糖質中毒が深刻であり、日本も同じ道を歩もうとしていることに気づかねばなりません。

◎肥満も糖質中毒も持病であると知るべし

肥満が激増しているのはアメリカに限ったことではなく、中東やアジアの国々も含め、ほぼ世界中で同様のことが起きています。と同時に、肥満を原因とする病気も増え続けています。

日本人の死亡原因のトップはがんですが、アメリカでは心筋梗塞などの心臓病で亡くなる人が一番多いのは、間違いなく肥満のせいです。

もっとも、肥満が大きな原因となる疾患は心臓病だけではありません。私の専門である糖尿病をはじめ、高血圧、慢性腎臓病、脳卒中、がん、アルツハイマー病など、恐ろしい病気はことごとく肥満と関係しているのです。

また、新型コロナウイルス感染症においても、重症化の大きな要因に肥満があったことは明らかです。若くして死亡した患者さんで「持病なし」と報道されたケースでも、肥満者は多かったようです。本当は、**「肥満は持病」という認識が不可欠です。**

もちろん、このような事態について、世界の医療関係者は指をくわえて眺めているわけではありません。なんとか肥満者を減らそうと、多くの国で啓蒙活動が行われています。でも、ほとんど効果は見られません。それは、なぜなのか。指導法が間違っているからです。

太っている人たちは、たしかに自分の手で食べ物を口に運び、自分で咀嚼《そしやく》し飲み込んだ結果、太ってしまいました。嫌がっているのに、誰かに無理矢理食べ物を口に入れられたから太っているわけではありません。

しかし、自ら喜んで食べているかといったらそれも違うのです。嫌がっているのに、自分の脳が「食べろ、食べろ」と無理矢理食べさせているというのが本当のところです。

先ほど私は「肥満は持病」という認識の必要性を述べましたが、さらに踏み込めば**「糖質中毒は深刻な持病」**と考えていいでしょう。

本人と指導者がここをしっかりと理解できていないと、なかなか根本的な肥満治療に至りません。

◎肥満になる原因は医者ですら理解していません

健康診断で「メタボ」の判定が出れば、「体重を落としましょう」という指導がなされます。そして、その方法として「腹八分目を心がける」「夜遅くに食べない」「運動をする」「階段を使う」など、耳にたこができるようなことを言われるでしょう。

このとき、そうした指導を行っている医療関係者は、一つの勘違いをしている可能性があります。

一つは、肥満を摂取カロリーと消費カロリーの収支だけで考える「カロリー神話」

に騙《だま》されていること。これだと、肥満解決には食べる量を減らすか激しい運動をするしかありません。詳しくは後述しますが、**私たちを太らせるのはカロリーではなく糖質です。**

もう一つは、肥満は意志の問題だと思い込んでいること。「食べ過ぎているから太るのであって、それをやめればいいだけだ。痩せられないのは、それができない意志の弱い人だ」と、正面切って言わないまでも、心の中では断じているわけです。

ここが最大の問題です。**肥満は糖質中毒が原因であり、意志は関係ありません。もちろん、生まれ持った体質なども関係ありません。**

間違いのないように述べておきますが、糖質に限らずいずれの中毒も、最初からの病ではありません。なにかの理由で陥ってしまっただけで、本人はそこから抜け出したいと望んでいます。だから、そのための方法を探ればいいだけです。なんら絶望する必要などありません。

私の患者さんに五〇代の大学教授がいます。彼は重度の糖質中毒で、そのために糖尿病となり私のクリニックにやってきました。初診時の体重は、一六〇センチの身長に対して一二〇・五キロ。一三〇キロになったこともあるそうです。

そんな肥満をなんとかしたいと思って大学の産業医に相談すると、「そこまで太るのは脳の病気だから、精神科の先生に診てもらって」と言われたとのこと。まだ経験の少ない女性医師だったようですが、一片の優しさもない態度に彼はひどく傷つき、最終的に大学をやめる決意をしました。とても悲しい話です。

肥満は脳の問題とはいえ、精神科に回して解決するものではありません。糖質中毒をどう治していくかについて、医師として真摯《しんし》なアドバイスをするべきでしたが、もともとそうした知識もないのだと思います。

日本には、極度に太っている人があまりいないので、こうした「肥満いじめ」が横行しています。本人がどれほど苦しんでいるのか、想像もつかないのでしょう。

しかし、その産業医を含め、誰でも彼のように太ってしまう可能性があると考えなくてはなりません。なぜなら、糖質中毒は意志の問題ではなく、生まれ持っての病でもなく、原因物質がそこらじゅうに溢れていることに起因する、ごく身近な社会問題だからです。

◎糖質とは何かを理解すれば簡単に体重を落とせます

肥満の治療が簡単でないということは、アドバイスを行っている医療関係者自身が太っているケースがざらにあるのを見てもわかります。とくに、仕事中は座っていることが多い内科医に肥満が目立ちます。

糖尿病を専門とする私も内科医の一人ですが、それこそ「自分の体重すら管理できない医師の話に、患者さんが真剣に耳を傾けてくれるはずがない」と思っていますから、太らないように気を配っています。具体的には、自分の理想体重を、五七・五キロと決め、毎日、体重を量ってキープしています。

とはいえ、「太ること・痩せること」の本質を理解している私にとっては、体重管理はちっとも難しいものではありません。

とても大事なことなので何度でも繰り返しますが、肥満の原因は糖質中毒というやっかいな病気です。肥満は「自制が利かずに食べ過ぎてしまう人のもの」と捉えている限り、体重コントロールはうまくいきません。

脳が、ご飯や麺類に代表される炭水化物、甘い清涼飲料水、スナック菓子……など糖質を摂らずにいられない中毒状態になっているから太ってしまうんだという認識が持てない限り、そこからの脱却はできません。

逆に言えば、**糖質とはなんたるかについて理解し、適切な摂取を心がければ、体重はいとも簡単に落とせます。**私自身はもちろんのこと、私の患者さんたちも、それができているのです。

なお、甘くもない炭水化物がなぜいけないのか、どうして肥満の元になるのかという、糖質と肥満のメカニズムについては、次章で詳しく説明します。

◎野菜ジュースや果物ジュースも体の中で悪さをします

「朝食代わりに野菜ジュースを飲んでいるのですが、通勤電車の中で気持ち悪くなってしまうことがよくあります」

「ランチを摂った後は眠くて仕事になりません。食べ過ぎないように蕎麦で軽く済ませているのにダメなんです」

「すぐにお腹が減ってしまいます。大盛りご飯を注文してしっかり食べておくのに、二時間もするとまた食べたくなって困ってしまいます」

こんな話をよく聞きます。まさに、糖質中毒の典型的な症状です。

ご飯はもちろん、いかにも健康に良さそうな野菜ジュースや果物ジュースや蕎麦にもたっぷり含まれる糖質が、彼らの体の中で悪さをしています。そして、さらに糖質を摂らずにはいられない状態になっているのです。

糖質中毒を読み解くキーワードは「血糖値」です。あなたも、健康診断で測定されていることでしょう。

ここに紹介したような症状に襲われているとき、彼らの血糖値はジェットコースターのように急激な「上昇・下降」を起こしています。

たとえば、「これだけで一日分のビタミンが摂れる」などとうたう野菜ジュースには、果汁や砂糖がたっぷり入っています。起き抜けの空腹時には血糖値は下がっており、そこで、糖分たっぷりのジュースを飲むと、血糖値が一気に上がります。

血糖値が下がっていたときはぼーっとしていたのが、上昇すると一時的に元気になります。そこで、「やはり朝はこのジュースがいい」と思うわけです。

ただし、血糖値が上がりすぎれば昏倒して死んでしまうため、膵臓《すいぞう》からインスリンというホルモンが出て、高くなった血糖値を下げるように私たちの体はできています。このとき、血糖値の上がり方が急激であれば、インスリンも大急ぎで大量に分泌されます。すると、今度は血糖値が下がりすぎてしまうのです。

血糖値が大きく下がり七〇（単位はmg／dl、以下略）を切るようになると、動悸《どうき》、吐き気、イライラ、眠気、強い空腹感、めまい……などの不快な症状に襲われます。すると、脳は「また血糖値を上げたい」と考え、糖質を摂るように体に命じます。そして、脳の思うままにまた摂ってしまうわけです（図表２参照）。

実際に、仕事中に眠気を感じたらエナジードリンクや缶コーヒー、炭酸飲料を飲む人は多いでしょう。それによって下がった血糖値がまた急激に上がるため、一瞬だけシャキッとします。でも、急激に上がった血糖値は急激に下がり……と体の中で同じことを繰り返しているのが現実です。

言葉は悪いですが、脳の中で、「ヤクが切れた。もっとくれ」が行われているので

図表2. 低血糖の症状

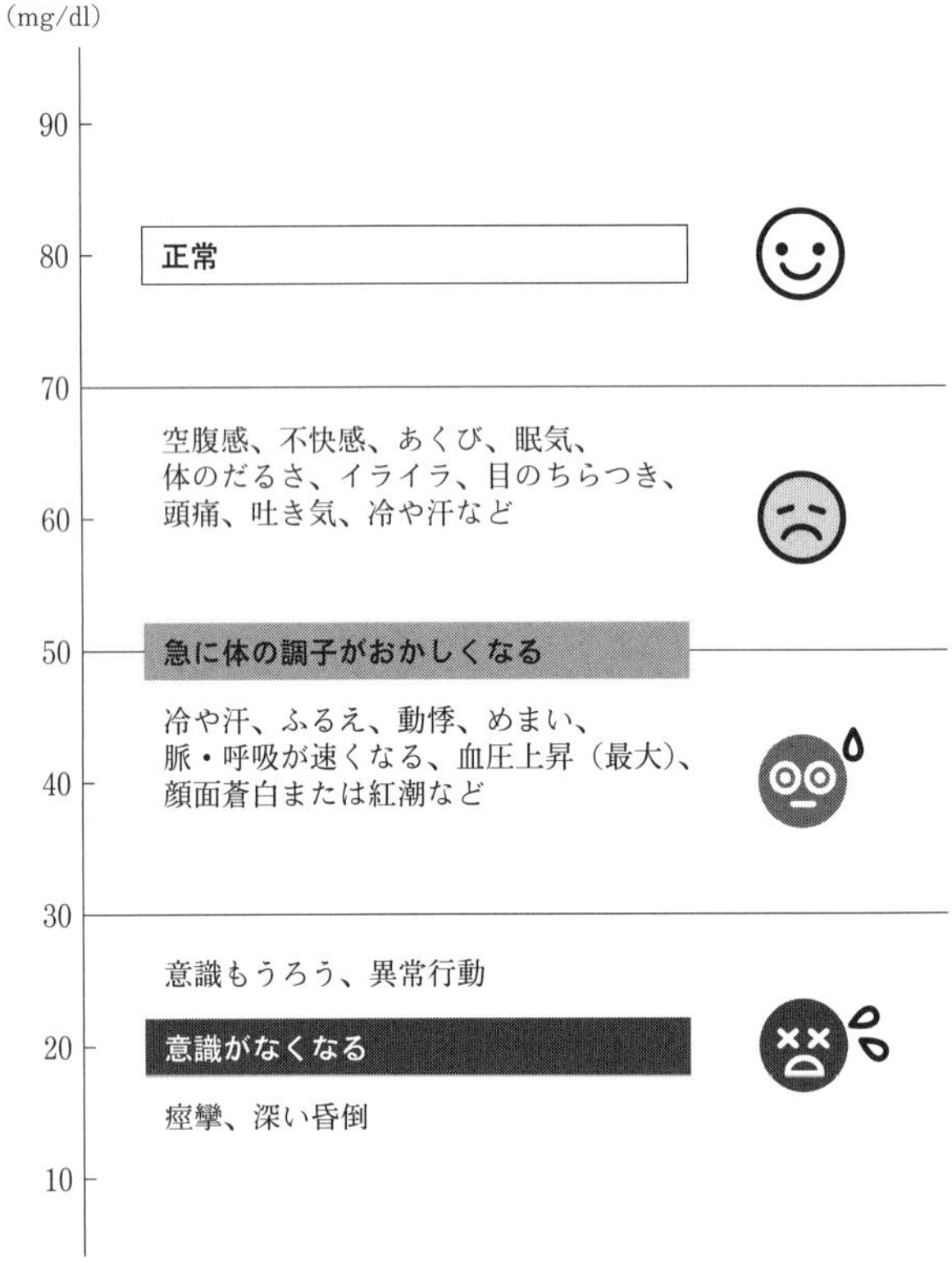

アークレイ（株）パンフレット（監修 南昌江内科クリニック院長 南昌江）より

あって、まさに中毒なのです。

もちろん、「糖質をまったく摂るな」などと言うつもりはありません。すぐにエネルギーとなる糖質を必要量摂取することは、いい仕事をする上でも大切です。しかしながら、その「必要量」を遥かに超えた量を多くの人が摂っており、血糖値を急上昇させ、その後の急降下でまた糖質を欲するという中毒に陥っています。

こうした怖いメカニズムについては、次章でもさらに詳しく述べていきます。

◎自分の血糖値がどう変動しているかを知らないのは深刻な事態

私の専門である糖尿病の診断は、血糖値によって下されます。空腹時血糖値やヘモグロビンＡ１ｃ値に異常があれば、ブドウ糖負荷試験という詳しい検査を行い、その結果で確定します（詳しくはＰ60～62参照）。

ただし、血糖値の変動は、糖尿病患者に限ったことではなく健康な人でも日常的に起きています。もちろん、糖質を摂れば上がりますし、ストレスがかかっただけでも上がります。私たちの血糖値はしょっちゅう、上がったり下がったりしており、それは必要な体の反応と言えます。

こうした血糖値の上下動は、七〇（空腹時）～一四〇（食後）くらいの範囲内で起きているのが理想で、大きな変動があれば血管を傷つけたり、体のあちこちを悪くします。当然のことながら、糖質中毒や肥満へとつながります。

ところが、**自分の血糖値がどう変動しているか、たいていの人は把握できていません。**

会社や市区町村の簡易的な健康診断でも「空腹時血糖値」は計測するので、あなたもそれがどのくらいかは把握していることでしょう。そして、「正常値だったから大丈夫」と信じ込んでいるのではありませんか？

しかし、それは**「検査時は正常値内だった」だけの話**です。もしかしたら、激しい上昇と下降を繰り返しているかも知れません。

実際に、「リブレ」（１３３ページ参照）という器機を使って二四時間の血糖値を測定してみると、驚きの結果が出ます。健康診断でなんの異常も指摘されていない若者が、食後には一八〇を超える血糖値を示すなどということも多々あります。ただ、測

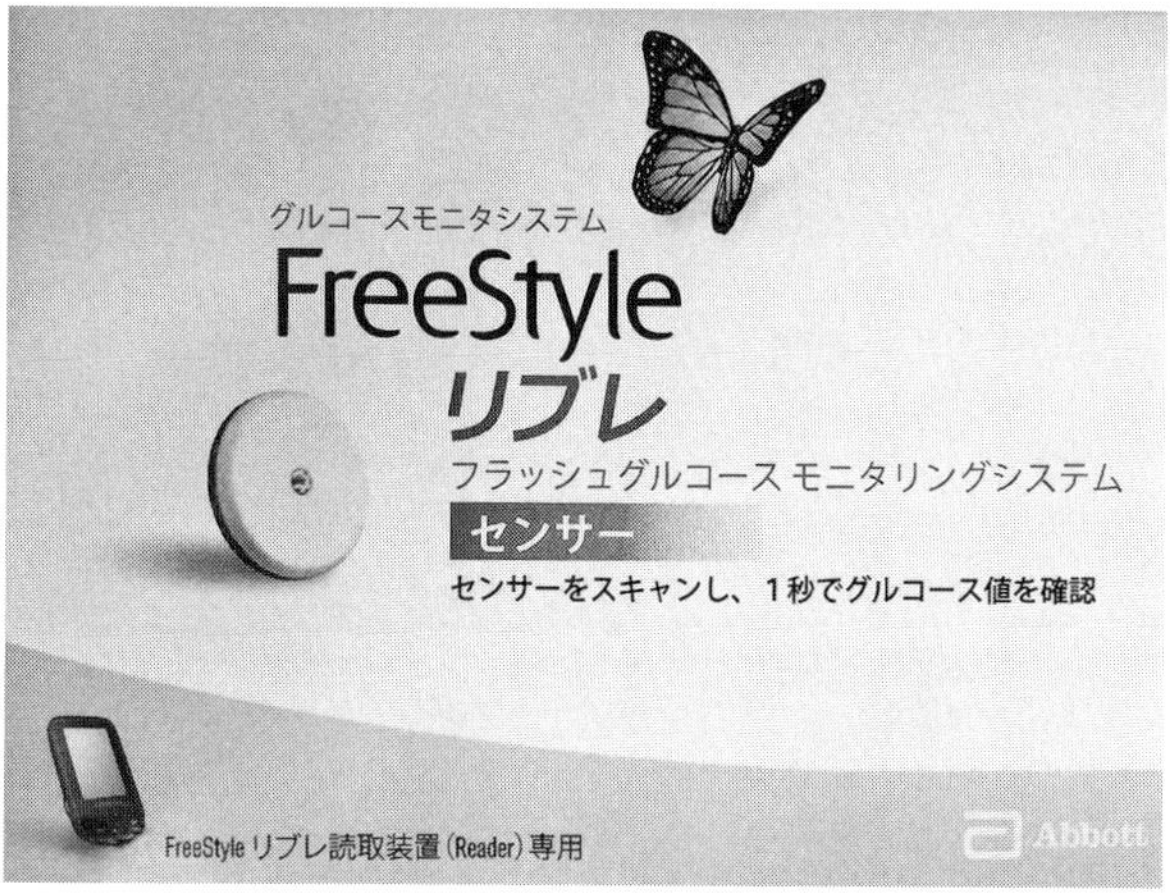

市販されている「リブレ」

定しない限りわかるはずもありません。

つまり、気づかないうちに血糖値が激しい上昇と下降を繰り返している、すなわち深刻な糖質中毒に陥っているのに、「自分は健康だ」と思っている人がたくさん存在するということなのです。

◎炭水化物は糖質の塊なのです

栄養学の世界では、炭水化物、タンパク質、脂質を「三大栄養素」と呼んでいます。これに、ビタミン類、ミネラル類を加えると「五大栄養素」となります。

炭水化物は、ご飯やパン、麺類といった、いわゆる「主食」です。そして、この炭水

化物こそ、糖質中毒を引き起こす大きな原因なのです。

炭水化物は、正確に分析すると糖質と食物繊維からなりますが、ほぼすべて糖質です。

たとえば、お米を見てみましょう。

『日本食品標準成分表２０１５年版（七訂）』によれば、精製した白米より玄米のほうが食物繊維は多いものの、それでも一〇〇グラムあたり三・〇グラムしか含まれていません。対して、糖質は七四・三グラムとなっています（水稲穀粒、図表3参照）。いかにも健康に良さそうな玄米であっても、ほぼ「糖質の塊」であるということを、まずは覚えておいてください。

炭水化物が糖質の塊であることは、私たちの消化・吸収の過程を見ても明らかです。

ご飯など炭水化物は「多糖類」と呼ばれ、たくさんのブドウ糖が連なった構造をしています。一方で、砂糖（ショ糖）は「二糖類」でブドウ糖が二つくっついています。

このどちらも、消化するときにバラバラにされて、すべて一個一個のブドウ糖に分解されます。そして、そのブドウ糖が小腸から血液中に吸収され、血糖値を上げます。

つまり、ご飯も砂糖も、体にとっては同じものなのです。

ちなみに、うどんは一玉に約五七グラムの糖質を含んでいます。これを食べることは、角砂糖にして一四個をなめるのと同じです。

図表 3. お米に含まれる炭水化物など

穀類	可食部 100 g 当たり				
	炭水化物	利用可能炭水化物（単糖当量）	食物繊維		
			水溶性	不溶性	総量
食品名	g	g	g	g	g
［水稲穀粒］					
玄米	74.3	(78.4)	0.7	2.3	3.0
半つき米	75.9	(81.5)	0.4	1.0	1.4
七分つき米	76.6	(83.3)	0.2	0.7	0.9
精白米	77.6	(83.1)	Tr	0.5	0.5
［水稲めし］					
玄米	35.6	(35.1)	0.2	1.2	1.4
半つき米	36.4	(36.8)	0.2	0.6	0.8
七分つき米	36.7	(36.8)	0.1	0.4	0.5
精白米	37.1	(38.1)	0	0.3	0.3

『日本食品標準成分表 2015 年版（七訂）』より

※ 水稲とは田んぼで作られたイネ

◎「かけ」や「もり」は危険、知識不足が糖質中毒を悪化させます

第3章で詳しく述べますが、炭水化物は脂質やタンパク質などと一緒に食べたほうが血糖値の上昇がおだやかになります。つまり、同じ茶碗一杯のご飯を食べるときに、ふりかけだけで食べるより、豚肉の生姜《しょうが》焼きを添えたほうがいいのです。

同様に、うどんや蕎麦なら、具のない「かけ」や「もり」は最も血糖値が上がりやすい、すなわち糖質中毒になりやすい食べ方です。

糖質中毒になりやすいというのは、イコール太りやすいとも言い換えることができますが、多くの人は反対のことをやっています。

「かけやもりのほうが、カロリーが少ないから太らないだろう」

「健康のために、胃にもたれる油ものなどは食べないでおこう」

こうして、とくに忙しい仕事の合い間に摂る昼食は、麺類やおにぎり、惣菜パンなどで済ませる人が多いのです。その結果、血糖値の急上昇・急降下を呼び、「午後は眠くてたまらない」となるわけです。

炭水化物に偏った食事によって多くの日本人が気づかぬうちに糖質中毒に陥り、仕

事のパフォーマンスを落としたり、健康を害しています。

あなたをそこから救うのは、正しい知識をおいてほかにありません。

◎糖質の多量摂取はＤＮＡに反しています

普通に真面目に生きている人たちは、中毒性があるとわかっている違法薬物などに手を出しません。合法的なタバコだって「できればやめたほうがいい」と感じているでしょう。

そもそも、違法薬物やタバコは生きるために必要のないものですから、「中毒にならないでいる」ことは容易です。最初から関わらなければいいのです。

一方で、私たちの体は一定量の糖質を必要とします。

生化学の教科書には、「糖質は自然界で最も豊富に存在する有機分子である」と説明されています。糖質は、ほとんどの生物の食事に含まれるエネルギー源で、生命を維持するための重要な役割を担っています。

私たち人間にとっても糖質は必須で、まったく無縁でいることなどできません。

約二五〇万年前にホモ・ハビリスが誕生してから、人類はずっと狩猟と採集で食べ物を得てきました。実に、一〇万世代以上が、木の実や山菜、魚、ときどき仕留められる獣の肉を食べて命をつないできたのです。

ということは、狩猟と採集でまかなえる食料に、人類に必要な量の糖質は含まれているということです。

対して、農耕が始まったのは約一万年前。人類の長い歴史から考えれば、米や小麦粉を口にしたのはつい最近の話で、約六〇〇世代がそれをしてきたに過ぎません。

農耕によって、安定的な食糧確保が可能になり、世界の人口が増えていったのは事実です。とくに、エネルギー源となる炭水化物は歓迎されたでしょう。

でも、今ほど糖質を多量摂取するように、私たちはプログラミングされていません。現代の私たちの食事は、明らかにＤＮＡに反しているのです。

米や小麦といった炭水化物をたくさん栽培できる農耕技術を手にしたとき、すでに糖質中毒のタネは蒔《ま》かれていたと言っていいでしょう。

◎炭水化物と砂糖が脳に刻み込んだもの

イタリア人がパスタをこよなく愛するように、日本人は白いご飯が大好きです。私たちの遠い祖先はパスタもご飯も口にしたことはありませんが、「日本人はずっとお米を食べてきた」と考える人がたくさんいます。

多くの日本人にとってお米は絶対的なもので、「一粒もムダにしないように」「ご飯を食べられることが幸せだ」と親からも学校でも教えられてきました。

私自身もそうでしたが、育ち盛りの頃はエネルギーはいくらでも消費しましたから太ることもありませんでした。そして、たくさん食べているうちに「炭水化物は美味しい」という記憶が脳にしっかり刻み込まれました。

これは私に限ったことではありません。日本人に限ったことでもありません。農耕技術が発達し、さまざまな炭水化物が行き渡り「主食」となったことで、世界中の人たちの脳に同様の記憶が刻み込まれたはずです。

さらに、一八世紀にイギリスで起きた産業革命を経て、精製された砂糖が出回るようになると、人類の脳には「甘いものは美味しい」という強い記憶も加わります。

こうした流れに沿って人間が口にする物が変化していき、現代はとんでもないところに行き着いてしまったわけです。

◎食品メーカーは儲かり、脳は支配される

かつて、私たちの遠い祖先は、生きるための食べ物は自分たちで調達していました。多めに調達できた人がほかの人に分けてあげるとしても、それは小さなコミュニティの中に限られたことでした。

ところが、「食べ物をつくって売る」ことがビジネスとなって状況は変わります。人間の最大欲求である「食欲」に訴える食品業界は、不特定多数を相手にすさまじい成長を遂げていきます。

食品業界が儲かるためには、できるだけ多くの人に、自社の商品を繰り返し買ってもらうことが求められます。そのために、メーカーは人々が「また食べたい」と望む商品を開発していきました。

もちろん、そのこと自体が悪いのではありません。例えばアパレル業界であれば、

人々が「着てみたい」と感じる素敵な服をつくるのは当然です。

そうした当たり前の企業原理に則《のっと》って、アメリカを中心として、頭のいい一部大手食品メーカーは、人々が繰り返し口にしたくなる食べ物について研究を重ねていきました。そして、行き着いたのが「至福点」です。

至福点とは、文字の通り「幸福を感じるに至る点」のことです。

前述したように、血糖値が上がると人は一瞬スカッとしたいい気持ちになります。体調そのものが良くなっているわけではなく、脳が「気持ちいい」と感じているのです。これが至福点です。

そして、**至福点を覚えた脳は「また気持ちよくなりたい」と繰り返し求めます。いわば脳が支配されたようなものです。**

つまりは、至福点まで血糖値が上昇する食品をつくれば、「もっともっと」と買ってもらえるわけです。清涼飲料水メーカーは、どの程度の糖質を混ぜれば、それが可能か研究しています。

ちなみに、五〇〇ミリリットルのコカ・コーラ一本には、五六・五グラム（角砂糖一四・一個分）の糖質が含まれています。私は、コカ・コーラだけを槍玉に挙げるつもりなどありません。商品の表示を調べてもらえばわかりますが、多くの清涼飲料水はどれも似たようなものです（63ページの図表8を参照）。

至福点に着目してつくられた食品は、あなたを一瞬幸せな気分にしてくれます。しかし、その一瞬のために失う物があると気づいてください。

◎現代社会では中毒にならないほうが難しい

中毒は、医学用語としては「依存症」と表現されます。

依存症には、薬物、糖質、アルコールなど「モノがやめられなくなる」物質依存と、買い物、ネット、ギャンブルなど「行動がやめられなくなる」プロセス依存があります。どちらも根っこは同じで**「脳が快感を忘れられない」**のです。

アップルの創業者であるスティーブ・ジョブズ氏は、自分の子どもにｉＰａｄを触らせなかったと言われています。世界中の顧客がｉＰａｄに夢中になる理由に、その中毒性があることをよくよくわかっていたからでしょう。

もっとも私は、彼が最初から悪意を持ってそれを狙っていたなどとは思いません。しかし、人々のニーズを捉えようと過剰な魅力づけをすれば、そこに中毒性が生まれてしまうのは事実なのです。

炭酸飲料に限らず、私たちの周囲には「魅力的にするために糖質を入れすぎているもの」が溢れています。ジュース類、缶コーヒー、スポーツドリンクなどの飲料もそうですが、固形物も糖質だらけです。

ちょっとコンビニを覗いてみれば、おにぎり、菓子パン、ケーキ、スナック菓子、カップ麺……と、やはり糖質の塊と呼ぶにふさわしい食品が並んでいます。

こうした環境にあって、**糖質中毒にならずにいるのは簡単なことではありません。意識していなければ、たいてい陥ります。**

タバコやアルコールなら、「ほどほどにしておかないと」という思いがあった上で摂取するでしょう。ところが、糖質の場合、普通に自分が美味しいと感じるものを食べていたら重度の中毒になっていることが多々あるのです。

糖質中毒のやっかいな点はここにあります。

たとえば、「ラーメン王」などと呼ばれる、各地のラーメン食べ歩きを極めた人たちがいますね。彼らも、最初は好きで食べ始めたとしても、今はすっかり糖質中毒になっているのではないかと思います。

しかも、そうした美味しいものが、二四時間手に入る形で、現代社会にはたくさん用意されています。

誰にとってもとても身近で、気づきにくく、危機感も感じにくく、結果的に多くの人が重症になるまで放置しているのが糖質中毒です。

◎「脳の働きのために糖質を」というのは悪魔のウソです

一時期、「脳の働きのために」と糖質を摂るのがはやりました。会議で疲れたら「糖分を補給しないと頭が働かない」とキャンディを口にしたり、ドラッグストアにはブドウ糖のタブレットも並んでいました。

今でも、こうした論を信じて脳の働きのためにせっせと甘いものを摂っている人がいます。その結果、脳を糖質中毒にしてしまっているのですからシャレになりません。

もっとも、一般の人たちがそうした間違いを犯してしまうのも無理はありません。医療関係者ですら、「糖質制限をすると脳に良くない」などとウソを言う人がたくさんいるのですから。

その理由として彼らが主張するのは、「脳はブドウ糖しかエネルギー源にできない」というものです。しかし、生化学の教科書というべき『デブリン生化学』には、はっきりと以下のように書かれています。

――脳のエネルギー源は通常はブドウ糖のみである。ブドウ糖が不足するとタンパク質や脂肪の分解によりアミノ酸やグリセロールから血糖値は維持されている。しかしさらに断食が続くと血液中にケトン体が上昇し脳はブドウ糖の代わりにケトン体をエネルギー源として用いるようになる。――

つまり、普通に食事をしているときは、脳はブドウ糖をエネルギー源として使います。成人の場合、一日に四一四キロカロリーというたくさんのエネルギーをブドウ糖から補給しています。しかし、絶食状態が六週間続くとケトン体という物質を主に使うようになるのです。

結論として、**ブドウ糖が不足したからといって、頭が働かなくなるなどということはありません。**

生化学をきちんと理解していれば、「糖質制限は脳に良くない」などという馬鹿げた結論には至りません。糖質をたくさん摂ることこそ、脳を中毒にしてしまうのです。

もし、あなたが「頭を使う仕事のときは甘い物を口にする」という習慣があるなら、一刻も早く手放してください。

「いや、実際に、甘い物を食べないと頭が働かないんですよ」という人は、思考の順序が間違っています。それは、すでに糖質中毒になっているだけです。

中毒だから糖質が切れるとイライラして集中力がなくなっているということを理解し、根本からの解決を図りましょう。

第１章のおさらい

◎肥満も糖質中毒も持病であるという認識が不可欠です。

◎私たちを太らせるのはカロリーではなく糖質です。

◎肥満は糖質中毒が原因であり、意志も体質も関係ありません。

◎糖質とは何かを理解し適切な摂取をすれば、体重はいとも簡単に落とせます。

◎野菜ジュースや果物ジュースは体の中で悪さをします。

◎炭水化物こそは、糖質中毒を引き起こす大きな原因です。

◎至福点を覚えた脳は、糖に支配されたようなもの。

◎意識していないと、たいていの人は糖質中毒に陥ります。

◎ブドウ糖が不足しても、頭が働かなくなることはありません。

【第2章】糖質摂取、なぜ人はそれをやめられないのか

◎糖質は摂れば摂るほど渇望につながります

糖質中毒を一口で説明すれば、「炭水化物（糖質）の摂取をやめられない状態」と定義することができます。

糖質に限らず、ギャンブルでもアルコールでも、自己コントロールが利かず「やめられない」という状態になれば中毒です。

こうした人間の中毒傾向は、いろいろなビジネスに利用されます。中毒は「自分でそこに落っこちた」わけですが、落っこちた穴は自分で掘ったのではなく誰かに用意されていたケースがほとんどです。

ビジネスに利用される依存症について書かれた『僕らはそれに抵抗できない「依存症ビジネス」のつくられかた』（ダイヤモンド社）の中で、著者のアダム・オルターは、「好き」と「欲しい」は違うと説いています。

また、依存対象は心理的なつらさを一時的には癒してくれるが、それはすぐに持続的苦痛に変わるとも述べています。

炭水化物についても、「好き」で済んでいればいいのです。日本人なら炊きたての白いご飯は好きで当たり前です。私も、ラーメンも寿司も大好きです。だから、ときどき食べますが、「今日はやめておこう」と思ったら食べません。これが、好きで済んでいる人の態度です。

でも、「欲しい」となると話は別です。渇望感を伴ってたまらなく欲しくなり、「やめておこう」が利きません。こうなると、好きなものも苦しみを生み出す対象となってしまいます。

普通だったら、あるものを食べ過ぎてしまうと「それ、もういらない」と感じるものです。たとえば、脂っこい食事が続くと「さっぱりとした酢の物でも食べたい」と思うでしょう。

ところが、**糖質は摂れば摂るほど渇望につながります。摂れば摂るほど脳が中毒に侵され、「もっともっと」となるからです。**

タンパク質や脂質ではそうならないのに糖質でなるのは、遠い祖先のＤＮＡです。糖質はエネルギー源であるため、私たちの脳には「糖質を摂れ」という指令を出すシステムがもともと備わっています。しかし、それは狩猟や採集で命をつないできたときに必要とされたもの。ギリギリしか糖質が摂れなかったからこそそのもので、今は働かせないほうがいい仕組みです。

詳しくは後述しますが、これには「報酬系」と呼ばれるホルモンが関与しています。最初は大福一個で、あるいはラーメン一杯で幸せな気分になれたのに、だんだんと脳が要求する量が増え、二個から三個、二杯から三杯と食べないと報酬の幸せ気分が与えてもらえなくなります。

そして、どのような種類の中毒でも、重症になるほど抜け出すのは難しく、苦しみも深くなるということを忘れないでください。

◎きっかけはふと手にした袋菓子

私が仕事で知り合った五〇代女性の実例を紹介しましょう。ここではAさんとしておきます。

Aさんは、有名大学を卒業後、会社員を経て独立。今は編集プロダクションの経営者として十分な収入を得ています。

仕事は原稿の整理など座って行うことが多く、時間は不規則でストレスも溜まるようです。そんなＡさんの気晴らしの一つが、仕事中に食べるおやつでした。

もともと食に対するこだわりが強かったＡさんは、最初は老舗《しにせ》の和菓子やデパ地下で買い求めたケーキなどを食べていました。ところが、いつの間にかコンビニで買った袋菓子が手放せなくなっていたというのです。

「以前は、健康に悪いと思って、そんなもの絶対に食べなかったのに、今は一日に二袋くらい空けてしまいます。もしかしたら糖質中毒になっているのでしょうか」

Ａさんの不安は的中しています。間違いなく糖質中毒です。

Ａさんは、ここ数年で体重もかなり増え、健康のことも見た目のことも非常に気にしています。気にしているけれど、袋菓子をやめられないのです。

どうしてそんなことになってしまったのでしょう。

きっかけは小さなことです。つまりは気晴らしのおやつです。

和菓子やケーキも、たまに食べるならいいですが、Ａさんは毎日摂り続けていました。そのうち、脳の「もっと、もっと」が始まります。すると、「好きなお菓子が食べたい」というのを超えて、「糖質が摂りたい」という渇望に駆られ、「もう袋菓子でもなんでもいいから」ということになってしまうのです。

空になった菓子の袋を見ては、Aさんはコントロールが利かない自分を「なんて意志が弱いんだろう。情けない」と責めているようです。

しかし、それは間違い。Aさんは、意志が弱いのではありません。脳との戦いに負けているだけです。負けてしまうのは、糖質中毒のメカニズムを科学的に理解していないから。そこをクリアすれば大丈夫です。

◎「報酬系」……糖質中毒を起こすメカニズム

Aさんのような人は、ちょっと周囲を見回しただけでゾロゾロ発見できます。Aさんの場合は菓子類でしたが、ご飯や麵類などの炭水化物を「食べ過ぎだとわかっているけれどやめられない」という人は、男女問わずごまんといます。

ではここで、こうした糖質中毒を起こすメカニズムについて説明しましょう。前にもふれたように、そのカギとなるのが「血糖値」です。

炭水化物、お菓子、果物、砂糖の入った飲料水……など糖質を摂取すると血糖値が上昇します。

一方で、脂身の多いステーキを食べても、それは主にタンパク質と脂質ですから、血糖値はほとんど上がりません。

野菜は基本的に血糖値を上げないけれど、ジャガイモやカボチャなど糖質が多いものを食べると上がります（巻末の図表21を参照）。

要するに、血糖値を上げるのは、あくまで糖質です。

そして、摂取した糖質量が多ければ、血糖値は急激に上がります。すると、上がった血糖値を下げるために、膵臓から素早く大量のインスリンが分泌されます。大量でないと間に合わないからです。

ところが、インスリンが大量であれば、今度は血糖値が急激に大きく下がります。下がっても八〇くらいならいいのですが、七〇を切るくらいになると「低血糖」と呼ばれる低すぎる状態になります（30ページの図表2を参照）。

血糖値は高すぎても低すぎても生命に危険を及ぼしますから、低血糖に陥っている危険な状態を知らせるために、脳からの指令でアドレナリンというホルモンが分泌され、さまざまな不快症状でシグナルを発します。

具体的には、イライラ、強い空腹感、冷や汗、動悸、震え、吐き気などが起きます。このシグナルは、脳からの「早く糖質を摂れ」という指令です。

それに従って糖質を摂ると、血糖値が上がるとともに、ドーパミンというホルモンが脳内で分泌されます。

ドーパミンは「報酬系」と呼ばれ、脳の指令通りに糖質を摂ったご褒美に、不快な症状を和らげ幸せな気分を与えてくれます。でも、それは一時的なもので、また同じことが行われます。

つまり、

糖質を摂る⬇血糖値が上がる⬇血糖値に比例してインスリンが分泌される⬇血糖値が下がる⬇下がりすぎると脳からの指令でアドレナリンが出る⬇強い空腹感、

> イライラなどの不快症状が現れる⬇糖質を無性に摂りたくなる⬇糖質を摂る⬇ドーパミンの働きで幸せな気分になる⬇でも、血糖値が上がっているからインスリンが分泌される……

というサイクルを繰り返すことになります。

糖質中毒というのは、糖質に対する脳の反応メカニズムによって、こうしたサイクルから抜け出せなくなっている状態なのです。

◎「キレる人々」も糖質がつくる

最近は、簡単なことでキレる人が増えました。キレるのは若者だけではありません。中高年でも、怒鳴り散らしたり暴力を振るう人がたくさんいます。

あおり運転のニュースも毎日のように目にします。ドライブレコーダーに録画されている可能性が高いのに、なぜ抑えられないのでしょう。

私は、食生活が大いに関係していると考えています。

前にも述べたように、現代社会はメーカーによってつくられた食品が溢れています。そこには、糖質が必要以上に含まれています。とくに、ファストフードやコンビニの商品を常食していれば、いつの間にか糖質を過剰摂取し中毒になってしまいます。

昔の日本なら、貧しくてお腹を空かせた人がキレていたかも知れませんが、今はたらふく食べている人がキレているのでしょう。

あなたがもし、意味もなくイライラすることがあったら、その前後について振り返ってみてください。

イライラする前に、糖質を摂っていませんでしたか？
イライラしながらも、糖質を渇望していませんでしたか？

糖質中毒に陥っている人はたくさんいますが、自分がそうだと気づいている人はわずかです。気づいたときから脱出の道が見えてきます。「自分もそうかも」と考えてみることは、とても知的な作業です。

◎液体状の糖質は悪魔の食品です

図表4. 血糖値の変化のイメージ

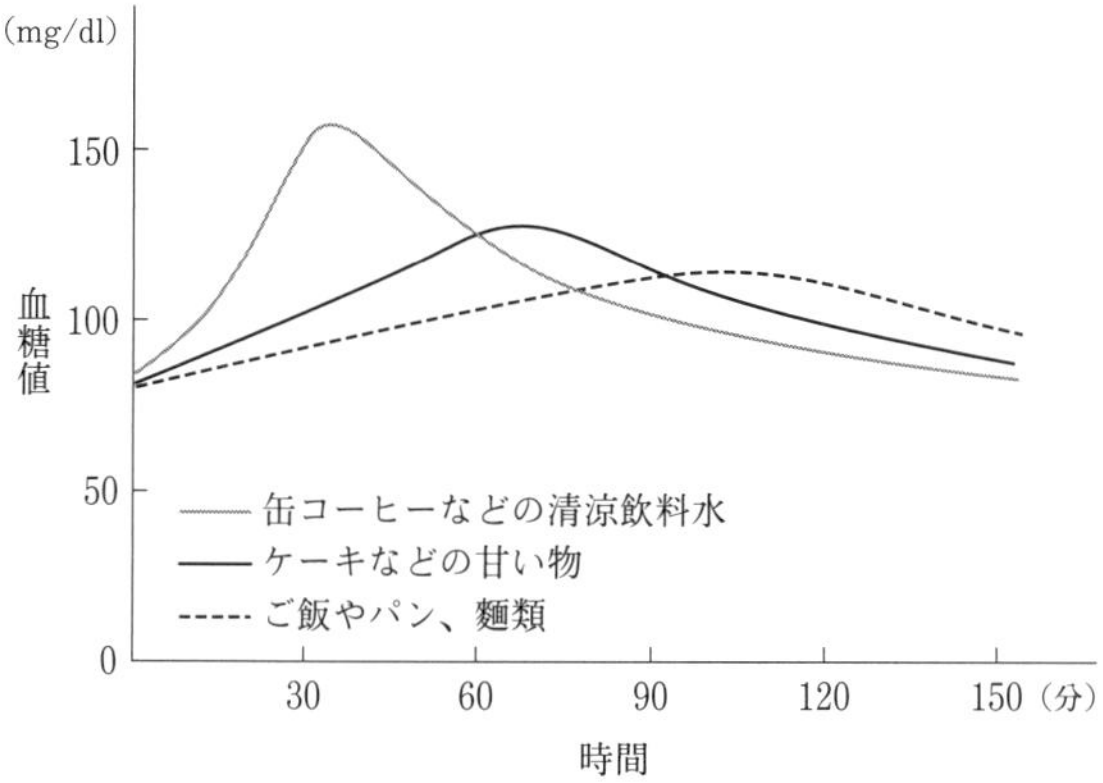

同じ糖質でも、食べたものの種類によって血糖値の上がり方に差が出ます。

図表4のグラフを見てください。

ご飯やパン、麺類はまだ上昇カーブが穏やかです。砂糖が入った甘いお菓子類は、早く血糖値が上がります。

そして、最も急激なカーブを描くのが缶コーヒーやジュースなど液体のものです。すでに液体になっている糖質は、胃で消化する必要がなく、すぐに小腸に運ばれるため、口に入れてから三〇分後には吸収されブドウ糖が血液中に溢れるのです。

そして、血糖値が二〇〇近くまで急激に上がる**「血糖値スパイク」**と呼ばれる状態をつくりだします。急な坂を登ったら降りるときも急なように、血糖値スパイクを起こすと、その後、血糖値はどんどん降下し、二時間後には七〇を切ることがままあります。**コンビニや自動販売機で簡単に手に入る糖質たっぷりの炭酸飲料やジュースが、いかに危険な飲み物か。まさに悪魔の食品です。**

それを理解してもらうには、鹿児島県で行われた「ブドウ糖負荷試験」の実験結果がとても参考になります。

前にも述べたように、健康診断で空腹時血糖値やヘモグロビンA1c値に異常が見られれば、次にブドウ糖負荷試験という検査をします。空腹状態で七五グラムのブドウ糖を溶いた液体を飲み、その後一二〇分間の血糖値の変化を見るというものです。図表5、6にあるように、一定の時間を経過した段階で血糖値が基準値の一四〇より高ければ糖尿病と診断されます。ただし、この検査では一二〇分後までしか観察しません。

ところが、鹿児島県の今村病院分院（現・今村総合病院）などが、ボランティア二六名を対象に三〇〇分後まで追跡調査を行った結果、大変に興味深いことがわかりま

図表5. ボランティア①（20歳代男性）

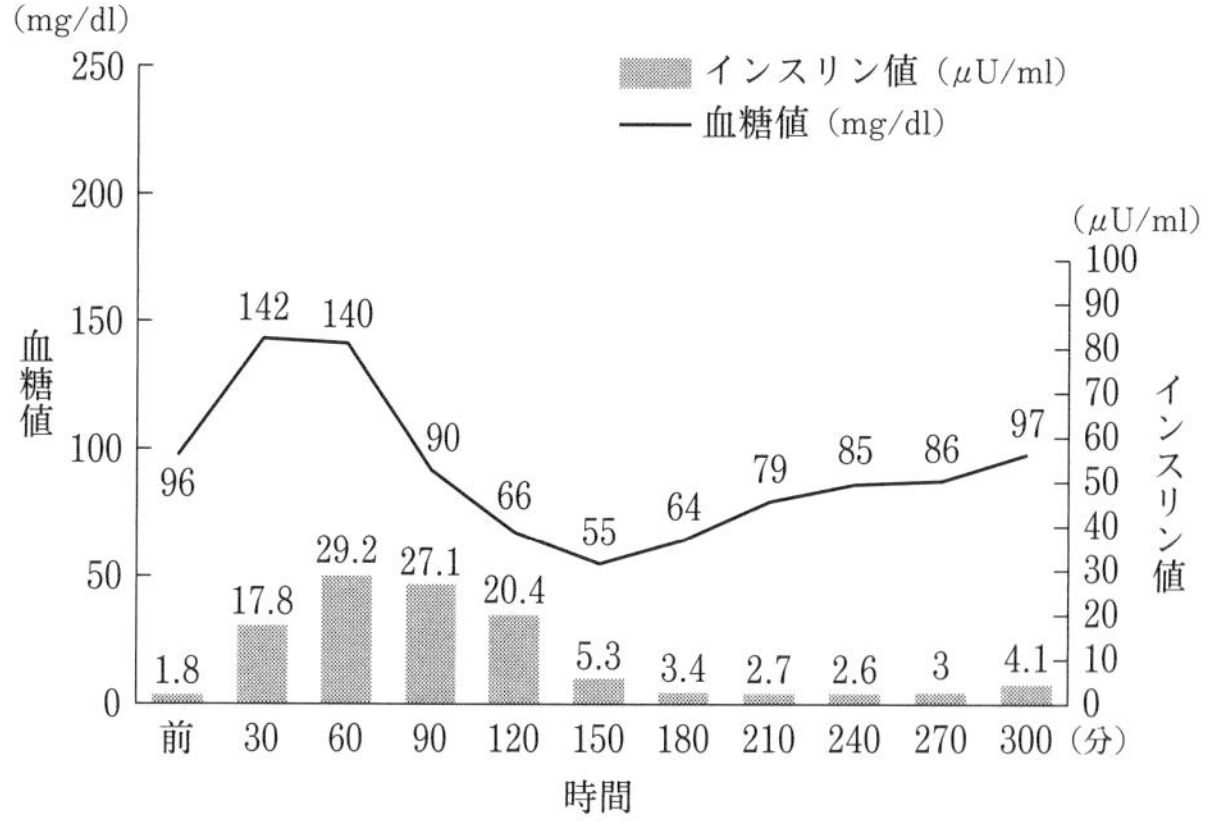

図表6. ボランティア②（40歳代男性）

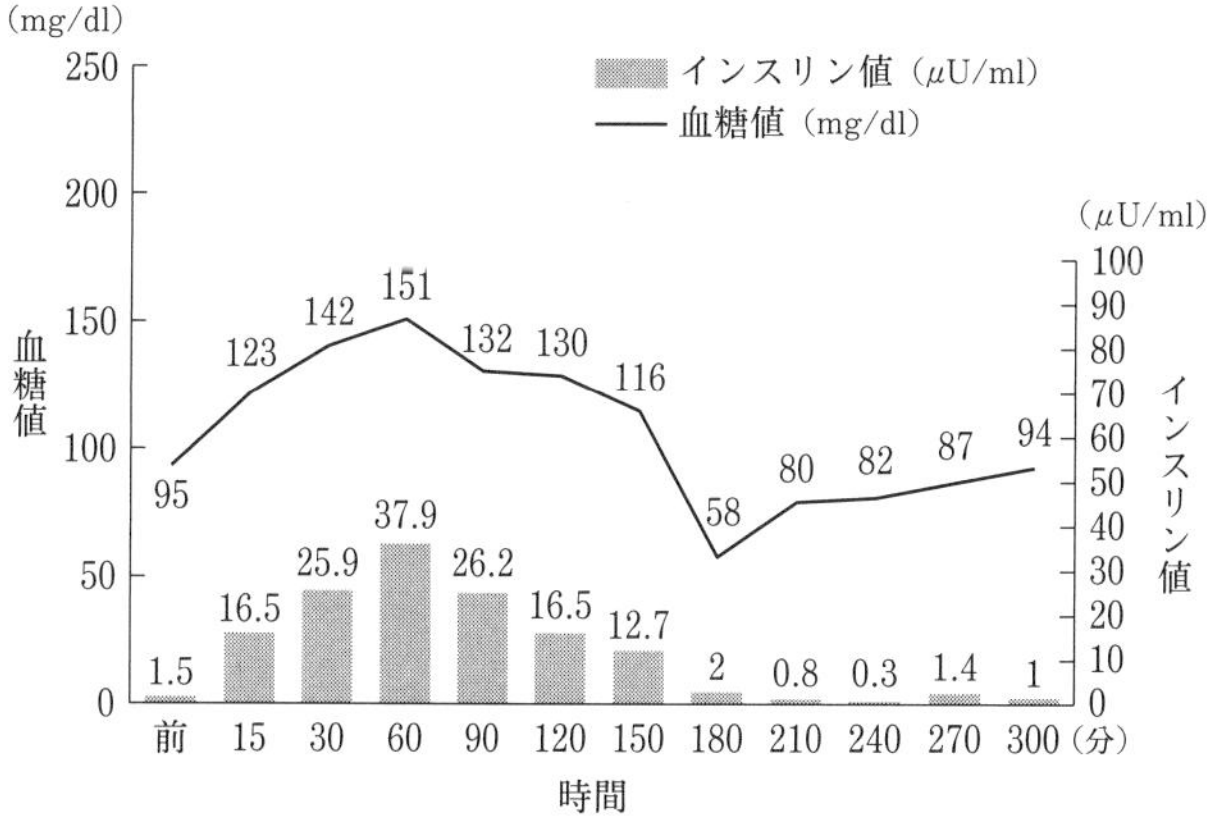

納光弘「患者の立場での糖尿病臨床研究」HPより

した。一二〇分までの観察では健康だと診断される人々（若者も含まれます）の中にも、一五〇分、一八〇分と経つと、血糖値が五五、五八など非常に低くなる人がいたのです。

彼らは、あくまで実験に参加したボランティアであり、この機会がなければ自分がそんな低血糖に陥っているとは知ることができませんでした。

先にも述べたように、血糖値が七〇を切ると不快な症状に悩まされ、脳からの指令によって糖質を摂らずにはいられなくなります。つまり、五五や五八などという数値を示した彼らは、立派な糖質中毒だったわけです。

これが鹿児島県に限った現象であるはずもなく、日本中に同様の人がたくさんいると推測されます。

ちなみに、コカ・コーラ一〇〇ミリリットルの糖質が一一・三グラムですから、三五〇ミリリットル缶を二本飲めば、この検査液の糖質をオーバーします。

図表7、8をご覧下さい。市販されている飲料品の糖質が恐ろしいくらい多量であることがわかります。

図表7. 人気の缶コーヒー飲料の糖質量（ペットボトル等も含む）

商品名	100 ml/100 g あたりの炭水化物	容量	1本あたりの炭水化物	1本あたりの角砂糖
ジョージア マックスコーヒー	9.8 g	250 g	24.5 g	6.1 個
ボス とろけるカフェオレ	8.8 g	500 ml	44.0 g	11.0 個
スターバックス® カフェラテ	8.1 g	200 ml	16.2 g	4.1 個
ボス カフェオレ	8.3 g	185 g	15.4 g	3.9 個
ダイドーブレンド ブレンドコーヒー	8.2 g	185 g	15.2 g	3.8 個
「ドトール」カフェ・オ・レ	7.2 g	480 ml	34.6 g	8.7 個
ジョージア エメラルドマウンテンブレンド	6.9 g	185 g	12.8 g	3.2 個
ボス レインボーマウンテンブレンド	6.9 g	185 g	12.8 g	3.2 個
「ワンダ」モーニングショット	6.8 g	185 g	12.6 g	3.2 個
ダイドーブレンドデミタス微糖	5.3 g	150 g	8.0 g	2.0 個
ジョージア ザ・プレミアム微糖	3.2 g	260 ml	8.3 g	2.1 個

メーカー HP より数値を計算（小数点第2位は四捨五入）

図表8. 人気の清涼飲料水の糖質量

商品名	100 ml/100 g あたりの炭水化物	容量	1本/1袋 あたりの炭水化物	1本/1袋 あたりの角砂糖
in ゼリー・エネルギー	25 g	180 g	45 g	11.3 個
オロナミンCドリンク	15.8 g	120 ml	19 g	4.8 個
デカビタC	13.5 g	210 ml	28.4 g	7.1 個
ウェルチオレンジ100	12 g	800 g	96 g	24 個
ファンタ オレンジ	10.5 g	500 ml	52.5 g	13.1 個
コカ・コーラ	11.3 g	500 ml	56.5 g	14.1 個
三ツ矢サイダー	11 g	500 ml	55 g	13.8 個
カルピスウォーター	11 g	500 ml	55 g	13.8 個
レッドブル・エナジードリンク	11 g	250 ml	27.5 g	6.9 個
オランジーナ	10.5 g	420 ml	44.1 g	11.0 個
C.C. レモン	10 g	500 ml	50 g	12.5 個
カナダドライ ジンジャーエール	9 g	500 ml	45 g	11.3 個
カゴメ 野菜生活100オリジナル	（糖質）7.9 g	200 ml	（糖質）15.8 g	4.0 個
カゴメ 野菜一日これ一本	（糖質）6.9 g	200 ml	（糖質）13.8 g	3.5 個
ポカリスエット	6.2 g	500 ml	31 g	7.8 個
い・ろ・は・す もも	4.8 g	555 ml	26.6 g	6.7 個
アクエリアス	4.7 g	500 ml	23.5 g	5.9 個

メーカー HP より数値を計算（小数点第2位は四捨五入）

◎糖質中毒は重大な健康被害を引き寄せます

買い物やギャンブルの中毒になると、「お金がなくなる」という害が出ます。周囲から借金をして信用をなくすケースも多々あります。薬物はもちろん、ネットゲームについても、中毒になれば深刻な危険があることが知られてきました。

では、糖質中毒の害はどのようなものでしょうか。

まずは、これまで述べてきたように、血糖値スパイクが引き起こす低血糖による不快症状が挙げられます。ただ、こうした症状は、なかなか認識されにくいとも言えます。脳の指令に従って糖質を摂れば、一時的に収まってしまうからです。そして、認識のないままに、糖質中毒を重症化させていきます。

糖質中毒を放置していると現れる健康被害の中で、自他共に最もわかりやすいのが「肥満」です。

その肥満が、まさかジュースを飲んだり炭水化物をたくさん食べたことに起因するとは想像もしていない人でも、「自分は太っている」という認識はあるはずですし、

「できれば痩せたい」とは思っているでしょう。

痩せたい理由としては、かっこいい服を着こなしたいという外見上のものも、太ったら血圧が上がったというような健康上のものもあるはずです。

いずれにしても、「太っていると良くない」「痩せればいいことがある」とはわかっているのに、それができないわけです。

繰り返し述べますが、痩せられないのは意志が弱いからではありません。糖質中毒に陥っていて、その治療が正しくなされていないからです。少し太めくらいの人ならわりとダイエットはうまくいきますが、ひどく太っているとなかなか痩せられないのは、それだけ中毒が重症だからだと理解してください。

もう一つ、**糖質中毒は老化を早めます。**血液中にブドウ糖が多いと「ＡＧＥ」という老化促進物質がたくさん産生されてしまうのです。

ＡＧＥは「終末糖化産物（Advanced Glycation End-products）」の略で、私のクリニックの名称「ＡＧＥ牧田クリニック」にも使われています。詳しくは第５章で述べますが、あなたの健康を著しく左右する物質です。

さらに、糖質中毒による肥満やＡＧＥの蓄積は、さまざまな生活習慣病を呼びます。糖尿病はもちろん、高血圧、がん、心筋梗塞、脳卒中、慢性腎臓病、アルツハイマー病……など、避けて通りたい深刻な病気が増えることは、数々のデータからも明らかです。

◎あなたの中毒度はどの程度か

太っている人はもちろん、痩せている人の中にも重症の糖質中毒患者がいます。

ここで、自分がどの程度、中毒になっているか簡単にチェックしてみましょう。

図表9の一〇個の質問に、「はい・いいえ」で答えてください。

私が仕事で知り合った四〇歳の男性は、なんと全部「はい」と答えました。

彼は、ＢＭＩが二八を超える立派な肥満でしたが、糖質制限を行って半年間で一五キロ以上の減量に成功。すっかり正常体重となり今もそれを維持しています。

維持できているということは、糖質中毒から脱出できたと言っていいでしょう。

図表9. 糖質中毒チェックテスト

以下の質問に「はい」か「いいえ」で答えてください

1	朝食をしっかり食べたのに、昼食前に空腹感をおぼえる	はい・いいえ
2	ジャンクフードや甘い物を食べ始めると止めるのが難しい	はい・いいえ
3	食後もときどき満足感を感じないことがある	はい・いいえ
4	食べ物を見たり、匂いをかいだら、食べたくなる	はい・いいえ
5	おなかがすいていないのに、食べたくなることがある	はい・いいえ
6	どうしても夜食を食べたくなる	はい・いいえ
7	食べ過ぎたあと、何かだるい感じがする	はい・いいえ
8	昼食後、何となく疲れや空腹感を感じる	はい・いいえ
9	おなかがいっぱいなのに食べ続けてしまうことがある	はい・いいえ
10	ダイエットして、リバウンドしたことがある	はい・いいえ

あなたの「はい」はいくつありましたか？

0〜2個 … 中毒ではない
3〜4個 … 軽い中毒
5〜7個 … 中等度の中毒
8〜10個 … ひどい中毒

◎糖質があなたを太らせる――肥満のメカニズム

これまで、糖質中毒と肥満の関係についてたびたびふれてきましたが、ここで、そのメカニズムについて説明しましょう。

そもそも肥満とは、どういう状態を指すのでしょうか。簡単に言えば、体の中に脂肪が異常に蓄積された状態です。このときの脂肪を、専門用語で「トリアシルグリセロール」と言います。健康診断の血液検査で、「中性脂肪」と示されているものです。

体の中に脂肪が異常に蓄積された状態が肥満なのだから、「脂質をたくさん食べたら太る」と多くの人が考えます。脂分の少ない蕎麦やおにぎりはいいけれど、脂身の多い肉は避けるべきだと思っているのです。

しかし、これは完全な間違いです。脂身たっぷりのステーキ二〇〇グラムより、おにぎり一個、ざる蕎麦一枚のほうが太ります。

あなたを太らせるのは、脂質ではなく糖質です。糖質は甘いものとは限りません。主な肥満の原因は、ご飯やパン、麺類などの炭水化物です。

では、なぜ炭水化物が肥満を呼ぶのでしょう。

前にも述べたように、炭水化物は多糖類に属します。砂糖は二糖類です。ブドウ糖がたくさん連なっているのが多糖類、二つくっついているのが二糖類です。

いずれにしても、それらを口から食べると、消化の過程ですべて一個一個のブドウ糖に分解されます。そのブドウ糖が小腸から吸収されて血液中に送られます。つまりは、ご飯を食べても砂糖をなめても、同じことが起きるわけです。

このとき、血液中にどのくらいブドウ糖が存在するかを示す指針が血糖値です。血糖値は、七〇～一四〇くらいの範囲で上下しているのが理想ですが、糖質が多く含まれたものを食べるとぐんと上がります。一四〇くらいはしょっちゅうで、気づかずに二〇〇くらいまで上がっていることもあります。

血糖値が上がりすぎると昏倒して命に関わるため、膵臓からインスリンというホルモンが出て、血糖値を下げる機能が私たちの体には備わっています。

その仕組みですが、血液中に溢れたブドウ糖を、インスリンがまずはグリコーゲンに換えて肝臓や筋肉に貯蔵します。しかしながら、グリコーゲンとして貯蔵できる量は限られており、余ったブドウ糖はトリアシルグリセロールに置き換えられ、脂肪細

図表 10. 肥満のメカニズム

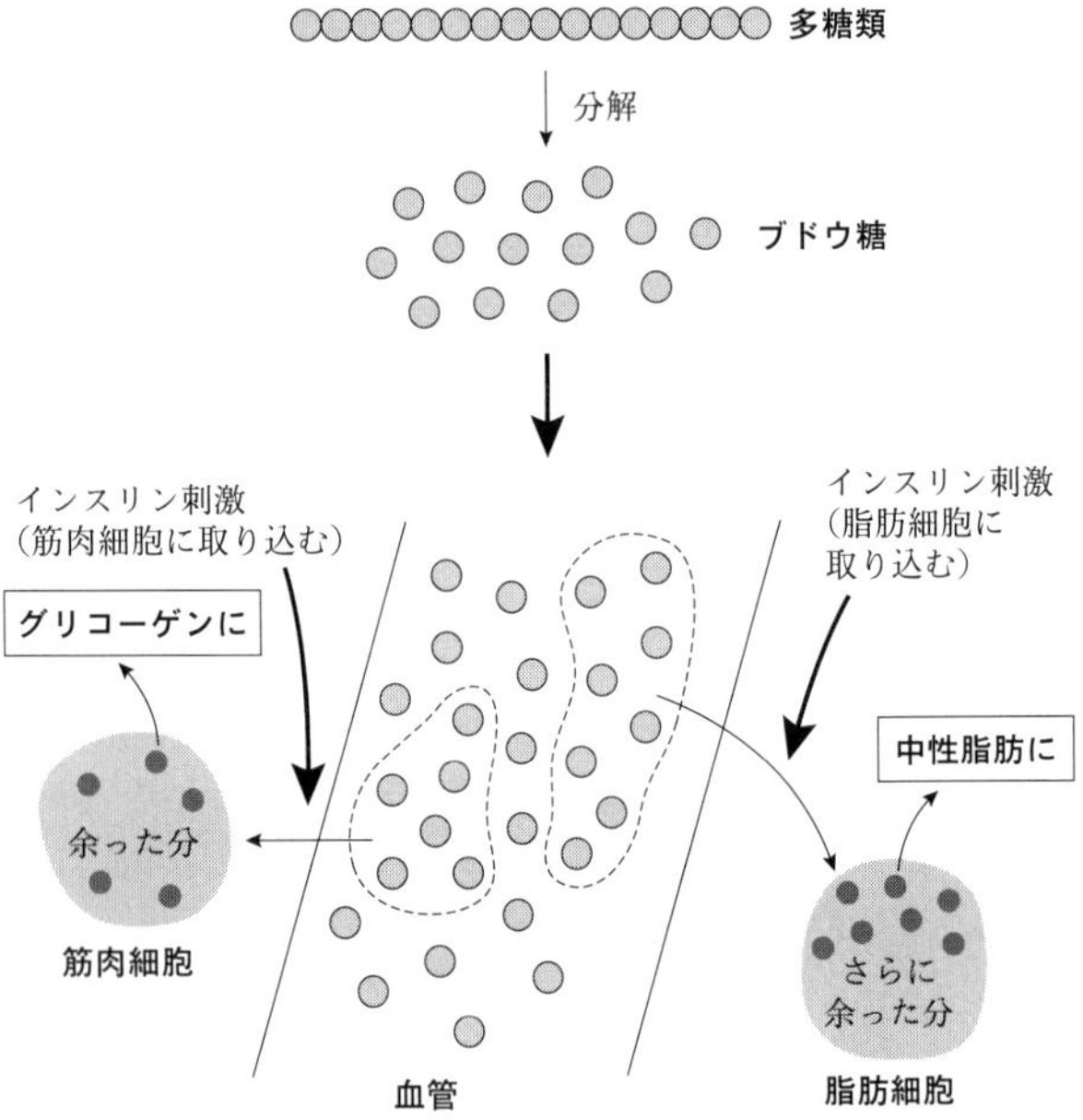

＊血液中のブドウ糖は血管の外に出て、インスリンの働きで筋肉（または肝臓など）の細胞に取り込まれ、中でグリコーゲンになる（ブドウ糖が結合した形）。さらに余ったブドウ糖はインスリンの働きで脂肪細胞に取り込まれ、中性脂肪に形を変えて溜め込まれる。

胞に蓄積されます（図表10参照）。つまり、太るわけです。

しかも、**糖質はほぼ一〇〇パーセント、ブドウ糖となり、無駄なく吸収されます。**

だから、炭水化物をたくさん食べれば、体の脂肪がどんどん増えて太っていくのは当たり前なのです。

◎脂質は食べても太りません

一方で、**脂質を食べても太ることはありません。**せっかく美味しいお肉料理を食べているのに、脂肪の部分を残す必要などまったくありません。それはなぜか。

理由は大きく三つあります。

一つは、脂肪はどんどん消費されるからです。

私たちの体中に三七兆個もあると言われる細胞の膜をつくるために、かなりの量の脂肪が使われます。コレステロールの原料としても使われます。プロスタグランジンなど細胞間情報伝達物質も脂肪からつくられます。

このように、脂質は私たちの健康を保つためにとても重要な栄養素で、使い道がたくさんあるのです。

二つ目の理由として、吸収率の悪さが挙げられます。

脂肪は、たくさん食べても便の中に出てしまい、血液中にはあまり増えません。油っぽい料理をたくさん食べた翌日に、水に浮くような便が出ることがあるでしょう。あれは、吸収されなかった脂肪です。

三つ目ですが、そもそも私たちは、脂肪をそれほど摂っていません。むしろ足りていないくらいなのです。

厚生労働省が推奨する大人の一日の脂質摂取量は、男性七四グラム、女性六四グラムです。ところが、日本人平均で六一・三グラムしか摂っていません。アメリカ人でさえ一日の脂質摂取量は平均七〇グラムくらいと言われています。

それに対して、炭水化物は日本人平均で二四八・三グラム摂っています。ご飯や麺類をたくさん食べる人なら五〇〇グラムを超えるでしょう。

この数字を見ても、明らかにバランスを欠いているのがわかると思います。

ダイエットで脂質摂取量を減らすのはナンセンス。かえって健康を害します。痩せ

たいなら炭水化物を減らすのが絶対条件です。

◎炭水化物を食べている限りは痩せられない

私たちは、体にどのくらいの脂肪を溜め込んでいるのでしょうか。

たとえば、体重七〇キロの男性だと、約一四キロの白色脂肪細胞を有しています。そして、その脂肪細胞のほとんどが「脂肪滴」と呼ばれる形のトリアシルグリセロールで占められています。核や細胞質は脂肪滴によって細胞の一端に押しやられており、細胞そのものからして脂で太っているような状態なのが白色脂肪細胞です。

一四キロの脂肪は、だいたい八〇日分のエネルギー量に相当します。つまり、体重七〇キロの男性が糖質をまったく摂らなかったとしても、八〇日間はエネルギー不足になることなく生活していけるわけです。

しかも、この脂肪はブドウ糖がなくなったときのための貯蔵であり、すぐには使われません。人間は、まずブドウ糖をエネルギー源として用いるようにできています。ブドウ糖が足りなくなったときに、ようやく脂肪が使われるのです。

だから、**炭水化物をせっせと食べている限り、いつまでたっても脂肪をエネルギーとして燃やすことはできません。つまり、痩せられないのです。**

マラソン選手が試合前に炭水化物を摂るのは、ブドウ糖がすぐにエネルギーになってくれるからです。逆に言うと、マラソン選手でもない人が炭水化物をたくさん摂れば、使われないブドウ糖がトリアシルグリセロールとなって脂肪細胞に溜め込まれるだけ。パソコン仕事の多い現代人は、そもそもエネルギー不足になどなりません。

◎糖質制限で筋肉が落ちるというのはウソです

糖質中毒から脱却するには、糖質摂取量を制限するしかありません。

そして、糖質制限を行えば、肥満が解消し、さまざまな怖い病気にかかるリスクが軽減します。つまり、いいことだらけです。

ところが、人間の体の仕組みをよく理解していない人たちによって、ウソの情報が垂れ流されています。なかでもよく耳にするのが、「糖質制限で体重を減らすと筋肉が落ちる」というものです。

しかし、そんなことはありません。糖質の代わりに筋肉をエネルギー源として使わなければならないようなことは、現代人の身の上には基本的に起きません。

先にも述べたように、私たちの体はまずブドウ糖をエネルギー源にします。糖質制限を行って食事から摂るブドウ糖がなくなれば、貯蔵してあったグリコーゲンが分解されて使われます。

そのグリコーゲンもなくなったときに、ようやく脂肪が使われます。つまり、痩せはじめます。とはいえ、溜め込んでいる脂肪が全部、燃えるわけではありません。

体重七〇キロの男性なら、約一四キロの白色脂肪細胞を有していて、それだけで八〇日分のエネルギーになるのでしたね。もし、この男性が本当に一切の糖質を摂らずに八〇日間を過ごし、脂肪を全部燃やし尽くしてしまったなら、理屈から言えば筋肉が分解されてエネルギーとして使われるようになります。

でも、ふつうに生活していてそんなことってあるでしょうか？

そもそも糖質制限は、糖質摂取量をゼロにして続けるものではありません。それに、糖質含有量が少ない食べ物でも、ある程度は含まれています。たとえ、ものすごく厳密に糖質摂取量を減らしている人でも、筋肉まで使わなければならない事態には陥りません。どうか、おかしな情報に惑わされず、自分の健康を守ってください。

◎男性の肥満はとくに危ない、女性の痩せすぎも良くない

私が糖質中毒からの脱却を強く訴えるのは、それによって肥満がひどくなれば、間違いなく命を縮めるからです。とくに、男性はその傾向が強くなります。

ここで、図表11のグラフを見てください。ＢＭＩ値による年代別肥満者の割合を示したものです。

このグラフからははっきりわかることがあります。

①日本人の肥満者は、圧倒的に男性が多い

どの年代においても、女性よりも男性の肥満が多いことがわかります。

②男性の現役世代に肥満者が多い

男性は、二〇代では一七・八パーセントであった肥満が、三〇代になると三三・〇パーセントと一気に二倍近くになります。そして、五〇代では三七・二パーセントま

図表 11．肥満者（BMI≧25）とやせの人（BMI＜18.5）、それ以外の人の比率（男女別・年齢階層別）（2018 年）

BMI 値が測定出来た人を肥満（BMI≧25）、普通（18.5≦BMI＜25）、やせの人（BMI＜18.5）に区分している。

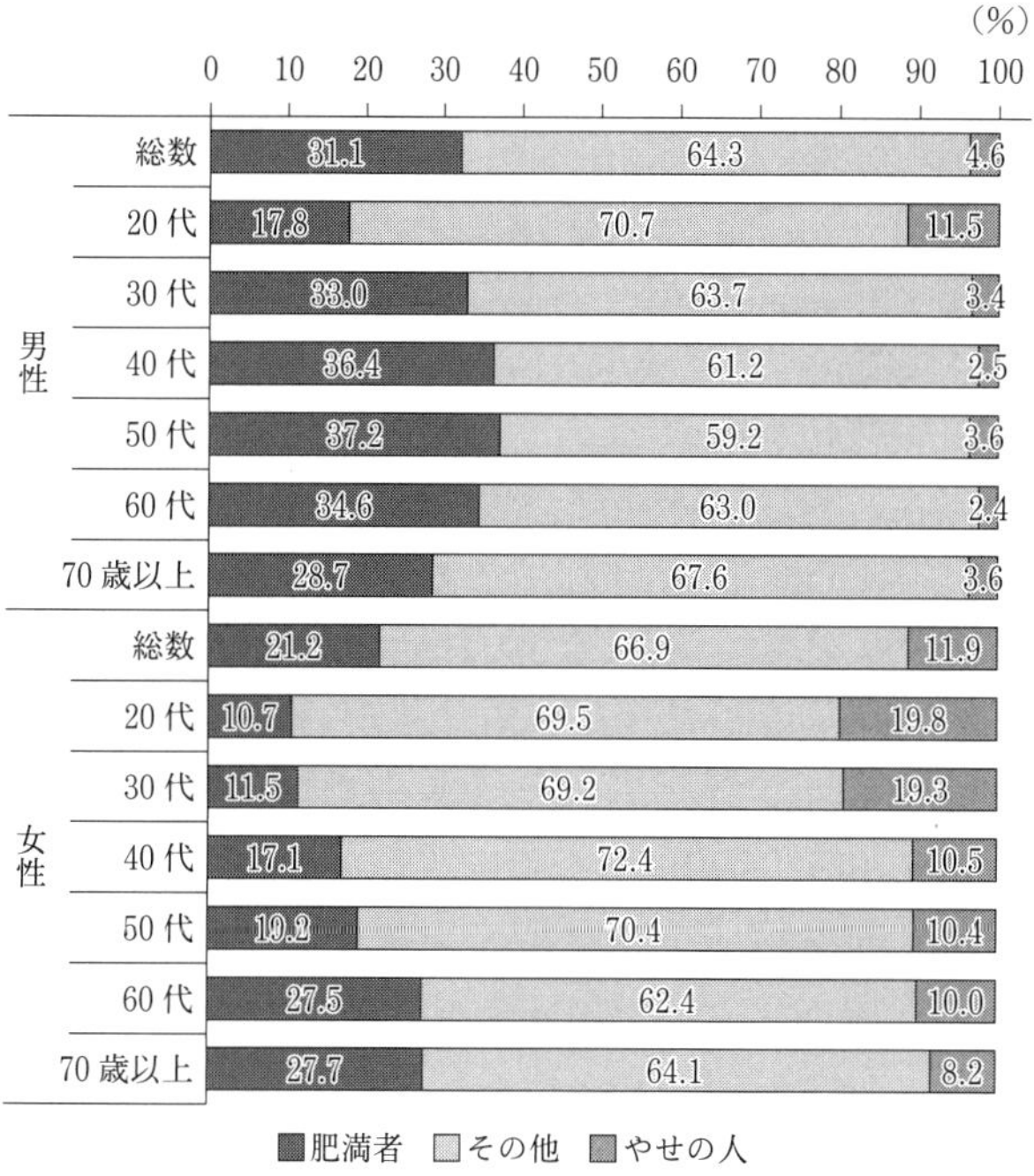

注：妊婦除外

出所：「平成 30 年国民健康・栄養調査」（厚生労働省）

図表12. 腹部の断面図と脂肪

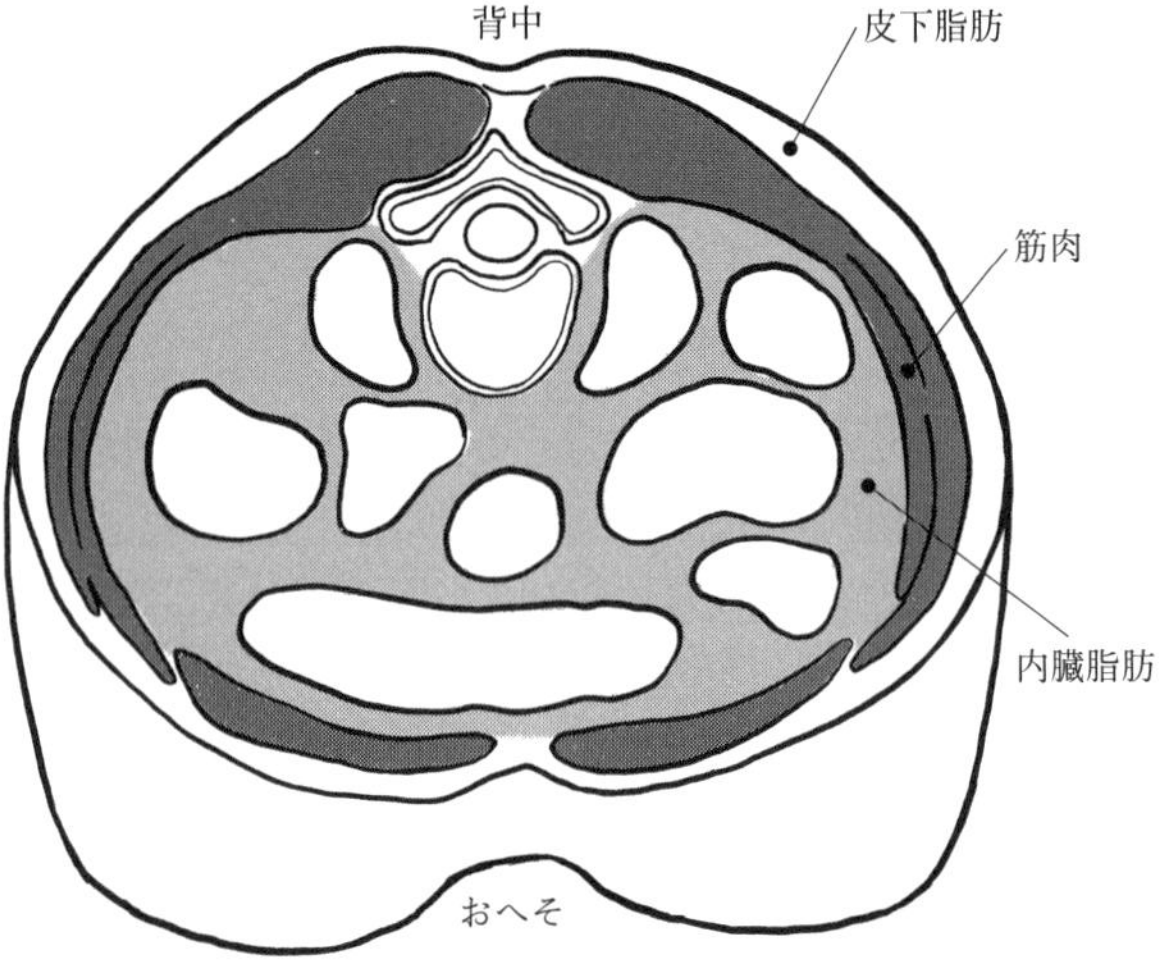

で増えています。

③女性は中年以降に肥満が増える

女性の場合、二〇代、三〇代は肥満者は一割くらいで、むしろ痩せている人が二割近くいます。それでも、四〇代から逆転し肥満者が徐々に増えていきます。

いずれにしても、女性より男性に問題があるわけですが、太る部位の違いもそれに拍車をかけます。

多くの場合、男性は「リンゴ型」、女性は「洋なし型」と呼ばれる太り方をします。女性に多い洋なし型は、お尻や下腹部などの皮下脂肪が大半を占めます。それに対し、リンゴ型は内臓脂肪が多くなります（図表12参照）。

詳しくは第5章で述べますが、最近の医学研究で、ほとんどの病気は「炎症」に起因することがわかっています。内臓脂肪は炎症を起こしやすく、それによって心筋梗塞や脳梗塞が誘発されやすいのです。

実際のデータを見てみましょう。

ＢＭＩで言うと、二二が適正体重と言われています。肥満者の多いアメリカは基準が甘く三〇以上を肥満としていますが、日本人の場合、二五以上は立派な肥満です。

図表13のグラフを見ればわかるように、虚血性心疾患および脳内出血による死亡が、ＢＭＩが二五を超えると増えてきます。女性よりも男性でそれが顕著です。

一方で、**痩せすぎもよくありません。**一八・五を下回ると、とくに女性で脳内出血死が増えます。痩せすぎると、血管の内皮細胞が弱くなったり、総コレステロール値が低くなって血管壁が破れやすくなることが原因として考えられます。

そもそも、五〇歳を過ぎる頃から血管はどうしても脆くなっていきます。女性の場合、五〇歳以上になったら、ＢＭＩが一八・五以下にならないように注意しましょう。

図表13. BMIと死亡の相対リスク

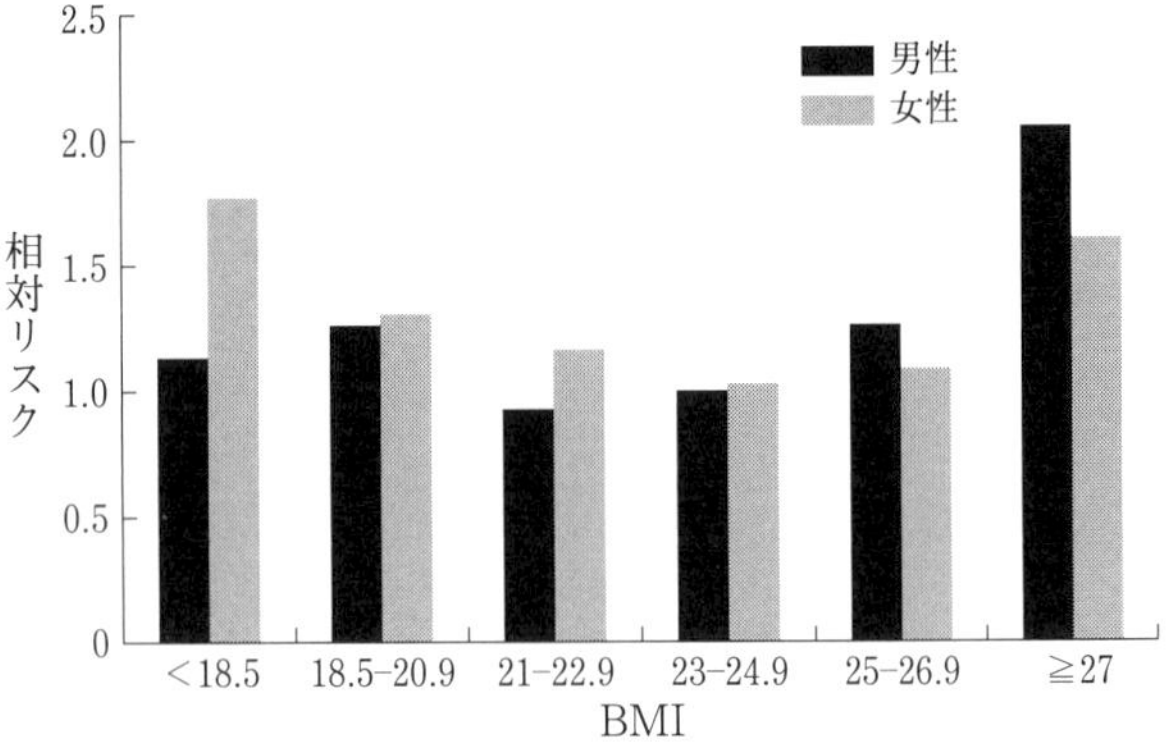

BMIと虚血性心疾患の死亡

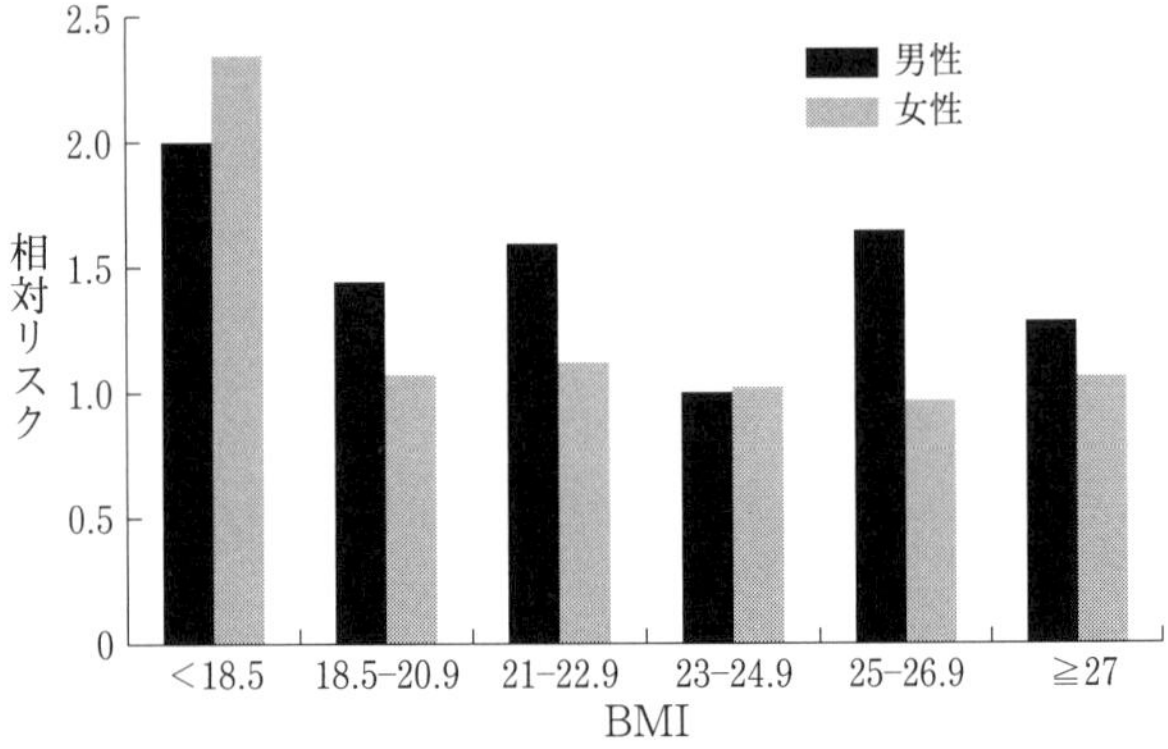

BMIと脳内出血の死亡

出所：JACC Study の HP より

いずれにしても、糖質摂取量の調整が自分で行えればできること。その具体的方法を、次章以降で説明します。

第2章のおさらい

◎糖質は摂れば摂るほど、脳が中毒に侵されます。

◎イライラしてキレるのも糖質中毒のせいです。

◎糖質たっぷりの炭酸飲料やジュースは、まさに悪魔の食品です。

◎糖質中毒は老化を早めます。

◎糖質中毒は、糖尿病、高血圧、がん、心筋梗塞、脳卒中、慢性腎臓病、アルツハイマー病を呼び寄せます。

◎糖質はほぼ一〇〇パーセント、ブドウ糖となり、無駄なく吸収されます。

◎脂質を食べても太ることはありません。

◎ダイエットで脂質摂取量を減らすと、かえって健康を害します。

◎炭水化物をせっせと食べている限り、いつまでたっても痩せられません。

◎男性の肥満はとくに危険、女性の痩せすぎも良くない。

【第3章】必ずできる糖質中毒の治し方《知識編》

◎肥満と糖質中毒の治療はほぼイコール

第1章でも説明したように、肥満の原因は糖質の過剰摂取です。だから、糖質中毒の治療は肥満の治療とほぼイコールであると考えていいでしょう。

肥満者のなかには、運動不足こそ原因だと考えている人もいます。たしかに運動はしたほうが体重は減ります。しかし、その効果はごくわずかです。体を動かすよりも前に、まず脳を治していかないと本質的な肥満解消には至りません。

糖質中毒に陥っている脳は、運動することより糖質をたくさん食べるぐうたら生活を望んでいます。だから、運動しても続かないし、たとえ頑張って運動してみても、それで疲れればなおさら「早く早く、たくさん糖質を摂れ」と脳が命じます。

重度の肥満であるほど中毒もひどくなっているので、治療には時間がかかります。「ちょっと体重が増えたくらいならすぐに戻せるけれど、うんと太ると痩せるのは大変」ということを実感している人は多いでしょう。それは、単に落とす体重が多いからというよりも、脳の狂いが頑固になっているというのが大きいのです。

一方で、太っていないけれど、深刻な糖質中毒に陥っている人もいます。若い女性に多いのですが、きちんとした食事を摂らず、コンビニのお菓子などを多食して低血糖による体調不良に悩んでいるようなケースです。

本章では、どのような糖質中毒の人にもあてはまる治療法の知識について述べ、続く第4章で、数値を挙げながら肥満を解決する方法を説明します。

◎意志に頼ってもムリだから、行動変容が大事

コロナ禍でよく耳にするようになった言葉に「行動変容」があります。行動変容とは文字の通り、私たちの行動が変わることを指します。実際に、新型コロナウイルスの感染拡大を防ぐために、手洗いやマスク着用、飲酒しながら大声で騒ぐことを控えるなど、多くの人たちがこれまでの行動を変えていきました。

もともと身についている習慣を変えることは簡単ではないのですが、「それによっていいことがある」あるいは「それをしなければ悪いことが起きる」とわかっていれば、私たちは行動変容できます。

たとえば、自動車の後部座席でもシートベルト着用が義務化されたとき、最初はみんななかなか守れませんでした。それでも、自分たちの安全に関わることだという理解が深まったり、取り締まりに引っかかることを避けたい気持ちがあれば、だんだんと着用する回数が増え、しだいに習慣になっていきます。

このような**行動変容が、糖質中毒からの脱出には不可欠です。**行動変容は、無理に一気に行おうとせず、徐々に変えていくのがコツです。また、代替行動（105ページ参照）などを取り入れながら賢くやっていくことが大事です。

最初はラーメンの替え玉を頼まないようにし、次には毎日のように通っていたラーメン屋には週に一回だけ行くことにし、さらには月に一回にするという具合に。

あるいは、甘い清涼飲料水はきっぱりやめるけれど、代わりに美味しいハーブティや緑茶などを飲むという具合に。

しかし、糖質中毒を治すための行動変容は、手洗いやマスク、シートベルトとは次元が違います。脳が「それをやらない」と苦しみを与え、逆に「それをやる」と一時的快楽という報酬をくれるので、なかなかに困難です。

だからこそ、工夫や仕組みが必要で、意志の力に頼っても不可能なのです。**まずは「意志は関係ない」と自分に言い聞かせましょう。**

◎ストレス社会では誰でも中毒になるという自覚を持つ

「はじめに」で述べたように、薬物、アルコール、ニコチンなど物質をやめることができないケースを「物質依存」、ギャンブル、買い物、ゲームなど行動をやめることができないケースを「プロセス依存」と言います。依存ではなく嗜癖《しへき》という言葉を使うこともあります。

しかし、「依存」だろうが「嗜癖」だろうが、それはまぎれもなく「中毒」のこと。言葉をいくらいじってもどうにもなりません。中途半端に耳触りのいい表現を用いず、厳しく「中毒」と認識することで、はじめて真剣に脱出方法を探ることができるのではないかと私は思っています。

一方で、懸念もあります。「まさか中毒になどならない」と、多くの人が自分には関係のない話だと思い込んでしまうかも知れません。しかし、現代人は誰でも、なにかしらの中毒になる可能性を十分に秘めています。

現代社会はストレスが多く、私たちはその解消策として、なにか「ハマれるもの」を無意識のうちに求めています。インスタグラムやフェイスブックなどで自己表現したり、ネットゲームで人とつながっていたいと思うのもその一つです。

あるいは、ネットフリックスなど定額制の動画配信サービスで、海外の連続ドラマを観ることをやめられなくなる人もいます。本人は「ハマっちゃったよ」と言いますが、実は中毒です。

いずれも、最初は「ためしに」程度の軽い気持ちでいたのが、一瞬でもストレスから解放される快感を脳が覚えてしまえば、やめられなくなってしまうのです。

よくよく考えてみれば、インスタの写真映えなどどうでもいいことです。そんなことのために時間やお金を使って撮影行脚《あんぎゃ》するなんてバカらしいとわかっていても、やめられないのはなぜなのでしょうか。

みんなから「いいね！」と褒められたいから、という理解の仕方では不完全です。それでは、「そもそも、褒められたいなんて思わなければいいのだ」と、意志の力で解決できる問題だと考えてしまいます。

そうではないのです。「いいね！」をもらったときに、脳からの指令でアドレナリンがたくさん分泌されて高揚感を得ることが、やめられない根本原因です。パチンコで大当たりしたときに感じる高揚感と同じで、脳は「もっと、もっと」と刺激を求めていくわけです。

ストレス社会にあって、自分の脳もそういう状態に陥っているのではないかと疑ってかかってください。

◎糖質中毒に陥る罠はそこかしこにあると知る

しかも現代社会は、人々がハマりやすいものに溢れています。言ってみれば、エサがあちこちに撒《ま》かれているのです。

二〇一五年にオーストラリアで大ヒットした『あまくない砂糖の話』というドキュメンタリー映画について、私は自著などでたびたびふれています。この作品では、監督のデイモン・ガモー氏が、自らの肉体を使い、いかに現代社会には健康を害する糖質が溢れているかを訴えています。

彼は、一日にティースプーン四〇杯分の砂糖に相当する糖質を、六〇日間にわたって摂取し続けます。その結果、体重は八・五キロ増え、中性脂肪値や肝臓の数値が悪化したと述べています。

さらに、明らかに糖質中毒と思われる、次のような変化を報告しています。

①朝目覚めると体がすごくだるく、砂糖が欲しくなる。
②砂糖を摂ると脳が美味しいと感じる。幸せを感じ、四五分くらい気分がハイになる。子どもっぽくもなる。
③その後また体がだるくなる。集中力が低下しイライラする。
④砂糖がまた、猛烈に欲しくなる。

まったく、恐ろしい話です。そして、さらに恐ろしいのは、彼が述べている「砂糖」とは、およそ砂糖らしくない見た目をしていることです。

実は、彼が摂取した一日にスプーン四〇杯分の砂糖に相当する糖質は、シリアルやヨーグルトなどに含まれていたものです。ジャンクフードやお菓子ではないのです。シリアルはそもそも炭水化物ですし、加糖タイプのヨーグルトは糖質たっぷりです。日本でも、シリアルやヨーグルトを「健康にいいから」と食べている人は多いはずですが、それによって糖質中毒に陥る可能性が十分にあることを、この映画は示しています。

さらにガモー氏は、アメリカにも渡り、食品メーカーが行っている「儲けるための仕掛け」について暴いていきます。

そこでは、清涼飲料水などのメーカーが「砂糖をどのくらい加えるとよく売れるか＝人が幸福感を得られるか（至福点）」を科学的に把握していることが明らかにされます。そして、その清涼飲料水をやめられなくて、ほぼすべての歯を失った一〇代の男性が紹介されます。彼は、繰り返し至福点を求め、ひどい糖質中毒になってしまったわけです。

もちろん、これはアメリカに限ったことではありません。日本にも、**糖質中毒に陥る罠がたくさん仕掛けられています。**

◎意志の力に頼ったら、良くない結果が見えています

食品メーカーが、繰り返し買ってもらえるものをつくって売るのは、企業の論理からすれば当たり前のことです。だからこそ、私たちは自分で学び、たしかな知識を持たなければならないのです。

科学的な計算の上でつくられた商品を口にしているうちに糖質中毒になってしまったとしたら、**そこから抜け出すために必要なのは科学的な作戦でしょう。ゆめゆめ「意志の力で」などと考えてはいけません。**

行動変容には、以下の五つの段階があります。

①無関心期　行動変容に関心がない
②関心期　関心はあるが行動はしない
③準備期　実行したいと思っている
④実行期　行動が変わってきたが続くかはわからない

⑤維持期　行動の変化が続いている

本書を手に取ってくれたあなたは、すでに「関心期」か「準備期」にいるはずです。そして、「実行期」に移行することも難しくはないでしょう。問題は、それが維持できるか、つまり続くかどうかというところにあります。

これは、どんな中毒にも言えることです。タバコでもギャンブルでも、「やめたい」と思って、しばらく頑張った経験は多くの人が持っています。

しかし、それを続けることが難しいのです。

続けられずに元《もと》の木阿弥《もくあみ》になってしまうと、「やっぱり、僕は（私は）意志が弱いダメな人間だ」と自分を責めます。そして、「どうせダメなんだから」と自暴自棄になり、前よりもさらに中毒をひどくするのです。

意志の力に頼れば、こういう結果が待っています。だから、それをやってはいけないのです。

◎知識を武器にすれば糖質中毒は必ず治ります

糖質中毒を治すために取り組むべきは、意志の力に頼ることではありません。**大事なのは、いかに脳を騙しながらこっそり糖質中毒から抜け出すかです。**というと、随分大変なことのように思えるかも知れません。しかし、必ずできます。なぜなら、人間は自分のことが一番大事だからです。

私は糖尿病専門医ですから、基本的に患者さんはみな糖尿病です。はじめて私のクリニックを訪れたとき、そのほとんどの人が太っており、重度の糖質中毒に陥っています。

でも、誰もが脱却します。私のアドバイスが功を奏した一面はたしかにあると思いますが、最後は患者さん本人が克服するのです。

克服する過程において重要な役割を担ったのは、患者さんの意志ではありません。知識です。知識を武器に、患者さんは自分の中毒脳と闘い、見事に勝利しています。

第5章でも述べますが、糖尿病は合併症が恐ろしい病気です。血糖値が高い状態を放置していれば、合併症の腎症で血液透析が必要になったり、網膜症で失明する危険があります。そんな状態で自分を一番大事に考えたら、患者さんは血糖値について敏感にならざるを得ません。そして、博士並みに詳しくなっていきます。

しかも、二〇年ほど前から自分で血糖値を測定する器機の機能が大幅にアップし、患者さんたちは「なにを食べると血糖値が上がるか」「どのように食べると血糖値が上がるか」について、非常に的確で正しい知識を持てるようになりました。

この知識が持てたとき、すでに半分は勝利したも同然です。あとは、その知識に合わせて行動変容していくだけ。結果的に、みんな糖質中毒から脱出しています。

だから、**あなたも絶対に大丈夫です。**

◎糖質中毒から抜け出す食事法二つのポイント

第2章で説明した、低血糖に陥る理由や、肥満のメカニズムを思い出してください。すべての元凶は「血糖値が上がること」でしたね。

血糖値が大きく上がると、膵臓から大量のインスリンが分泌され、今度は血糖値が下がりすぎてしまう。これが低血糖の理由。

血糖値が大きく上がると、膵臓から大量のインスリンが分泌され、余ったブドウ糖を中性脂肪に変え脂肪細胞に取り込む。これが肥満のメカニズム。

つまり、私たちは普段から、大きく血糖値が上昇しないような食生活を心がける必要があるということです。

これは、糖質中毒の問題だけでなく、健康を守るという観点からも非常に重要です。血糖値の急上昇は、糖尿病はもちろん、さまざまな病気を引き起こします。また、「AGE」という老化促進物質を増やし、あなたを外見的にも内臓からも老けさせます。

こうした、さまざまな健康被害については第5章で述べることとしますが、毎日の食事が直接的に関わっているだけに、意識を高く持つ人とそうでない人とでは結果が大きく違ってくるのです。

血糖値を急上昇させない食生活を送るために、以下の二つの知識が重要になります。

①血糖値を上げない食べ物を知る

②血糖値を上げない食べ方を知る

それぞれ、具体的に見ていきましょう。

◎血糖値を上げない食べ物とは

糖質を含まない食べ物は血糖値を上げません。

具体的には、野菜（根菜は除く）やキノコ、海藻、豆類、肉、魚、豆腐はほとんど血糖値を上げません。

逆に、ご飯やパン、麺類などの炭水化物、芋類などの糖質が多い根菜、カボチャなどの糖質の多い野菜、砂糖たっぷりの清涼飲料水などは、大きく血糖値を上げます。

糖質中毒から脱するために、**「どんな食べ物に糖質が多いのか、あるいは少ないのか」を正しく知ることは必須です。**まずは、この知識を身につけましょう。詳しいことは巻末の「食品に含まれる糖質量」リストをご覧ください（図表21）。

ただし、落とし穴があることも忘れないでください。

スーパーやコンビニで売られている惣菜や加工品には、かなりの糖質が含まれていることがあります。たとえば、肉じゃが一つとっても、自宅でつくるのと買ってくるものでは違います。

また、つなぎとして小麦粉を相当量使っているケースもあります。「甘くないから大丈夫」「野菜のおかずだから大丈夫」とは言えません。

こうしたことは、製造現場を見ていない限りわかりません。

揚げ物の衣も注意が必要です。

鶏の唐揚げは人気の食べ物ですね。鶏肉そのものや、揚げる油は血糖値に影響しませんが、問題は炭水化物を用いた衣です。同じ唐揚げでも、衣がとても薄いものとぼってりついたものでは、血糖値の上昇度合いにかなり違いが出ます。

私の患者さんは、なにか食べるたびに血糖値をチェックしていますから、こうしたことも個別に把握しています。

「あの店の揚げ物は思ったほど上がらない」

「メーカーＡの冷凍ハンバーグはかなり上がる」

「メロンパンは総じてすごく上がる」

「シュウマイは皮がダメだ」

などと、いろいろ報告もしてくれます。

あなたも、第1章で触れた「リブレ」という器機を用いれば、簡単に血糖値を測定することができます。そこまでしなくても、毎日の食事と体重を記録していけば、どういう食べ物が血糖値を上げるのか、大雑把《おおざっぱ》に把握できるでしょう。

◎血糖値を上げない食べ方とは

「僕はラーメンが大好きで、それを我慢するくらいなら糖質中毒のままでいい」という人がいました。せっかくの人生、好きなものを食べたいというのはわかります。

私は、糖質を一切摂るなどというつもりはまったくありません。そんな極端なことをすれば、脳は暴走してさらに大量の糖質を摂る結果になりかねません。

大事なのは、脳を騙すこと。うまくご機嫌を取りながら、これまでよりも少しずつ糖質を減らしていくのが最良の道です。

そのときに、同じ糖質量でも、食べ方で血糖値の上がり具合が違うということを知っておくととても役立ちます。

たとえば、茶碗一杯の白いご飯を食べるとします。「ほかのものは口にしないで、このご飯だけを食べるのが一番いいだろう」というのは間違いです。おかずも一緒に食べたほうがいいのです。

実は、以下のようなことがはっきりとわかっています。

①炭水化物のみで食べず、脂質やタンパク質と一緒に食べたほうが血糖値が上がりにくい。

②炭水化物を食べる前に、食物繊維の多い野菜などを食べておくと血糖値が上がりにくい。

いずれにしても、我慢など一切必要なく、むしろたくさん食べることができます。

では、もう少し具体的に見ていきましょう。

◎炭水化物は単体で食べない

図表14にあるのは、「ユーロピアン・ジャーナル・オブ・クリニカル・ニュートリ

図表14. パンを食べたときの血糖値の変化

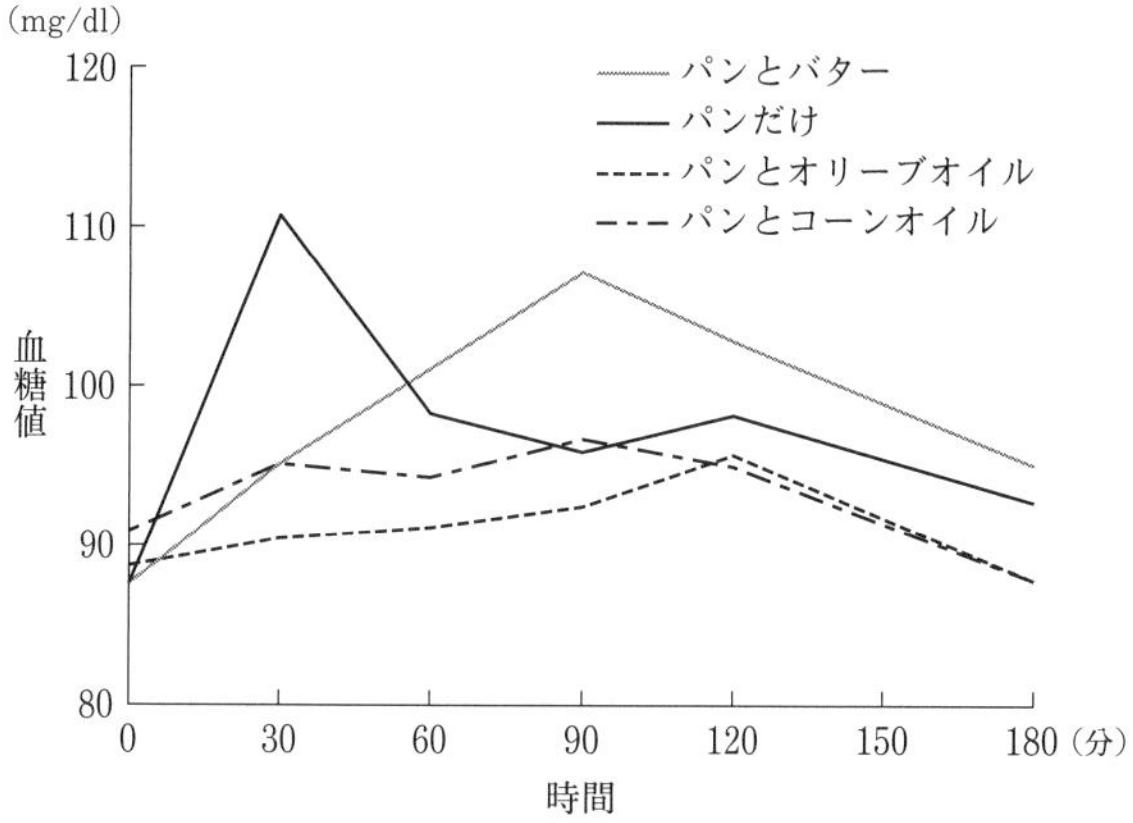

European Journal of Clinical Nutrition (1992) 46(3), 161–166
Received 16 April 1991; accepted 15 October 1991

ション」という信頼度の高い医学誌に載せられた実験結果のデータです。

その実験では、健康な人を対象に、パンだけを食べた場合、バターをつけて食べた場合、オリーブオイルをつけて食べた場合、コーンオイルをつけて食べた場合の、血糖値の変化を調べています。

グラフを見れば一目瞭然。パンだけを食べると血糖値が一番上がります。油脂類の消化に邪魔されることなく、ブドウ糖をどんどん吸収できるからです。一方で、油脂類を一緒に摂ればパンの消化にも時間がかかり、ブドウ糖の吸収も遅れます。とくに、オリーブオイルがおすすめだということもわかるでしょう。

これと関連して言えることは、同じパンなら食パンよりもバターをたっぷり練り込んでつくられるクロワッサンのほうがいいということになります。さらに、具だくさんのサンドイッチならなおよしです。

つまりは、カロリーで考えてはダメなのです。とくに、**炭水化物を食べるときに、カロリーを低く抑えようと「単体」で摂るのは最悪です。**

カロリーで考えると、「蕎麦ならもり」「ご飯なら具の少ないおにぎり」ということになります。実際に、そうした間違った努力をしている人もいるでしょう。残念ながら、その努力によって「邪魔なく血糖値が上がる」状態をつくりだしています。

蕎麦でもおにぎりでもサンドイッチでも、カロリーは高くなっても具のたくさん入ったものを選ぶのが正解です。

◎炭水化物を最後に食べる

ラーメンなら、さっぱり系のものよりもチャーシューメンを選びましょう。チャーシューメンを頼んだら、麺は最後に食べましょう。

一時期「食べ順ダイエット」がはやりました。たとえば、定食を食べるなら、まずは小鉢の野菜を、続いて肉や魚などメインを、最後にご飯を食べるというものです。医学的に見ても、この方法は理にかなっています。

先に炭水化物を食べてしまうと、それはどんどんブドウ糖に分解され、分解されたブドウ糖はどんどん吸収されて血糖値を大きく上げます。

でも、前もって食物繊維たっぷりの野菜や、消化に時間がかかるタンパク質を食べておくと、ブドウ糖の吸収はゆっくりとなり、急激な血糖値アップを呼びません。最終的には、まったく同じ内容の定食を平らげたとしても、その食べ方によって、糖質中毒や肥満を遠ざけることができるわけです。

食事をするときには、まず野菜やタンパク質から食べる癖をつけましょう。炭水化物は最後に回しましょう。

自分でメニューを選べるときには、必ず野菜を入れましょう。繊維質の多い野菜は、よく噛まないと食べられません。よく噛めば、脳の満腹中枢に「たくさん食べました」と信号を送ることができ、結果的に最後の炭水化物を少なく済ませることができます。

◎糖質だらけの環境を変える

禁煙を考えているニコチン中毒の人が、自分の目の前にタバコとライターと灰皿を置いていたらどうなるでしょう。火をつけて吸ってしまうのは当然ですね。「その状況でも我慢できる意志の力が必要だ」などと考えるのは非科学的に過ぎます。

本気で禁煙したいなら、まずタバコは買わないこと。タバコを売っている店には近寄らず、ライターも灰皿も捨ててしまう必要があります。さらに、喫煙ＯＫの店には行かないほうがいいでしょう。こうして、徹底的に環境を変えるのです。

これを糖質中毒にあてはめるとどうなるでしょうか。「食べ物を買わない」「炭水化物を出す店には行かない」などというわけにはいきませんから、よりやっかいです。

それでも、できることはたくさんあります。

たとえば、ラーメンが好きな人なら、なにか買い物に行くようなときでもラーメン店の多い場所に足を向けないようにしましょう。会社帰りについコンビニスイーツを買ってしまうという自覚があるなら、帰宅ルートを変えてコンビニの前を通らないようにするといいでしょう。あるいはコンビニには入らないことです。

まず、自分の一日の行動を書き出して、いつ糖質を摂っているか、その糖質はどこで買ったのかということを検証してください。そして、できるだけ、その行動が取りにくい環境に身を置きましょう。

◎代替行動を活用する

私たちがなにかの行動をとるには、それなりの理由があります。

たとえば、あるカフェに行くとしたら、「新規開店で気になっていたから」「友人に誘われたから」「座って休みたかったから」「サービスクーポンをもらったから」など、大小いろいろなことがきっかけになっているはずです。

ただ、その行動を習慣的に繰り返すとしたら、なにか報酬が受け取れることがわかっているからです。

そのカフェの飲み物がとても美味しいとか、窓から見える景色がきれいだとか、スタッフにお目当ての人がいるとか、なにかしら「あそこに行くといいことがある」と思えれば、繰り返し通います。

これが、カフェに通うくらいのことならば問題ありませんが、自分に悪い影響を及ぼす行動であるならばやめなければなりません。

炭水化物をたくさん食べる。

タバコを吸う。

ギャンブルで大金を賭ける。

深夜までゲームやSNSを続ける。

ブランド品を次々と買う。

……こうした中毒症状の行動を、「やめたい」と思いながらも繰り返してしまうのは、「空腹を感じているから」「イライラするから」「ストレスが溜まったから」といったきっかけがあるだけでなく、「やれば気分がスーッとするから」という一時的な報酬が得られることが大きいのです。その報酬を目の前に吊されているから、なかなか脳に逆らうことができないわけです。

そこで、「きっかけ」と「報酬」の間の「行動」を、ほかのものに置き換えるのもいい方法です。専門用語で言うところの**「代替行動」**をとるのです。

あなたが糖質を食べたくてたまらなくなったとき、なにか気分がスーッとするほかの行動はないでしょうか。

いい香りのボディソープを使ってシャワーを浴びる。

好きな歌手のCDを聴く。

かっこいいウェアに着替えてスポーツを楽しむ。

かわいいペットを連れて散歩に出る。

……考えればいろいろ思いつくはずです。そうした**代替行動をいくつも用意しておきましょう。**そして、「自分にはできることがいっぱいある」と安心してください。安心してゆっくり構えることも、中毒から抜け出すために大きく寄与します。

◎ゲーム化して自分にご褒美を与える

報酬の内容を、逆側からひっくり返す手もあります。

これまでは、糖質を摂取することで、「血糖値が上がって一時的に気分が良くなる」という報酬を受け取っていました。

それを、**糖質を制限できたら、「自分で自分にご褒美を与える」という報酬に変えるのです。**前もってご褒美を想定しておき、できたら与えるという「ゲーム化」によって、糖質制限も楽しく行えます。

たとえば、一週間糖質制限を行えたら、その週末には映画を観ると決めるのもいいでしょう。「今週はなにがいいかな」と、早くから調べて楽しみに待つことで、一人のゲームも盛り上がるでしょう。

さらにシビアで、高い効果が期待できる方法もあります。

これまで糖質摂取に使っていたお金を、ご褒美に回すのです。

もし、会社帰りにラーメンを食べるのが癖になっていたなら、食べないで済んだ日には、その金額を貯金箱に入れます。食べてしまったら、その日の貯金はゼロです。

もっと単純に、「これまで一日にどのくらい糖質にムダなお金を使ってきたかな」と計算するのでもかまいません。平均して五〇〇円だと思ったら、糖質制限できたら五〇〇円を貯金箱に入れ、できなかったらゼロとします。

貯金箱でなく、ネットバンクを用いてもいいでしょう。

一方で、貯まったお金で買いたいものを具体的に書き出し、値段も調べましょう。三〇〇〇円の手帳でも、三〇万円の高級時計でもいいでしょう。

いずれにしても、エクセルなどで正確に金額を記録するのがコツ。ご褒美を買える金額に達したら、すかさず自分に与えてあげましょう。

◎主体的な発想でいることが大事です

あなたがケーキの食べ歩き同好会に入っていたとしましょう。

来月の同好会の日程が決まり、「また食べに行きましょう」と誘われました。でも、あなたは糖質中毒から抜け出そうと決心したばかりです。さあ、なんと断りましょうか。

このときに、「私は行けません」と「私は行きません」のどちらを口にするかで、結果は大きく違ってくるようです。

ある調査では、「私は運動を休むことができない」と言った人の継続率は一〇パーセントだったのに対し、「私は運動を休まない」と言った人の継続率は八〇パーセントと高かったそうです。後者は前者と比べ、心理的な主導権を握っていたためと思われます。

だから、これから糖質摂取量を減らしていくにあたっても、「私は食べられない」という後ろ向きの捉え方はやめて、「私は食べない」という主体的な発想でいることが大事になってきます。

これは、「意志を強く持て」という意味ではありません。ちょっとした言葉選び一つでも結果が違うのだから、なんでも利用しましょうということです。

頑固な中毒脳を相手にするときには、いろいろな小細工も必要です。

◎「食べてすぐ」の運動で帳消しにする

同僚と一緒にランチに出かけたときなど、「私は炭水化物は食べません」とは言いにくいものです。それになにより、「我慢できずにラーメン食べちゃった」ということもあるでしょう。

そんなときでも、**食べた直後に運動すると血糖値を上げずに済みます。**

糖質を食べ始めて一五分もすると血糖値は上がりはじめますから、ぐずぐずせずにすぐに体を動かしてください。

ランチタイムのあとは、のんびりお茶など飲んでいないで早歩きで会社に戻るというのもいいでしょう。

かかとの上げ下げ運動など、どんなことでもいいのですが、一番のおすすめはスクワットです。スクワットは場所を選ばずにできるし、大腿四頭筋という大きな筋肉を鍛えることで全身の筋肉維持につながります。

とくに、「運動なんてしている時間がない」という人には**「一二秒スクワット」**が向いています。その名の通り、一回のスクワットに一二秒かけます。ゆっくり腰を下ろし、ゆっくり立ち上がっていくので太ももへの負荷が大きく効果的です。これを一

○回もやれば、食べた炭水化物は帳消しになります。

◎悪性度の高い糖質に注意しましょう

第2章で述べたように、液体状になった糖質は固形状のときよりも血糖値を上げます。

たとえば、多くの人が「健康にいい」と考えているフレッシュオレンジジュースで考えてみましょう。

果物は総じて血糖値を上げますが、それでもオレンジを丸ごと食べるなら、一個で十分に満足するし、繊維質も摂れます。

でも、フレッシュジュースにするには、オレンジを五個分くらい使い、汁だけ残して繊維質は捨ててしまいます。つまり、大量の糖質だけを摂ることになります。まさに、糖質の塊と言えます。

コンビニで売られている安価なジュースなら、さらに果実部分は減り、さまざまな糖分が加えられます。

こうした液体の糖質は、噛む必要も胃で消化する必要もなく、そのまま小腸へまっしぐら。そして、あっという間に血糖値を上げます。

一口に「糖質」と言っても、その悪性度にはランクがあります。

甘い清涼飲料水、砂糖の入った缶コーヒー、ジュースなどは「悪性度ナンバー1」です。これらは、そもそも人間が生きていくためにまったく必要がないものですから、きっぱりとさよならしましょう（図表15を参照）。

液体の飲み物で、摂っていいのは基本は水だけ。水のほかには、砂糖の入っていないお茶やハーブティ、ブラックコーヒーをたしなむに留めましょう。

「砂糖が入っていなければ大丈夫なら、ダイエットコーラなどはＯＫでは？」と思うかも知れません。しかし、明らかにやめておいたほうがいいと述べておきます。

二〇一七年に「ストローク」誌に発表された研究では、人工甘味料入りの飲料を飲むと、その摂取量に比例して脳卒中と認知症が増えるという報告がなされました。

また、人工甘味料が腸内細菌叢を変化させ、糖代謝に影響を与えるということが以前からわかっています。糖尿病や肥満の対策として人工甘味料を使用している人もい

図表 15. 人体を壊す糖質ワースト 5

【悪性度ナンバー 1】 砂糖入りの缶コーヒーや清涼飲料水、ジュースなど

そもそも、人間が生きるためにまったくとる必要のないものです。糖質中毒に陥っているから飲んでしまうのだと気づいて、シャットアウトしてください。

【悪性度ナンバー 2】 砂糖の入ったお菓子

白い砂糖は、人間がつくりだした不自然なものです。ケーキであろうとまんじゅうであろうと、白い砂糖がたっぷり溶け込んでいることを忘れないでください。

【悪性度ナンバー 3】 果物

ビタミンやミネラルが豊富な分、前記の 2 つよりはましです。ただ、いまの果物は糖度が高くなるように改良されており、昔の自然な果物とは違っています。果物類はブドウ糖より太りやすいです。とくにジュースはやめましょう。

【悪性度ナンバー 4】 白米、白いパン、うどんなど

朝食にトーストを食べたり、ランチに定食のごはんを食べたりするのは構いません。ただ、量を減らしましょう。うどんや蕎麦、ラーメン、パスタなど「単品もの」は、どうしても糖質のとり過ぎになるので注意が必要です。

【悪性度ナンバー 5】 玄米や全粒粉パン、イモ類

精製された白米や白いパンなどよりミネラルが多く、同じ量を食べるならこちらがおすすめです。ただし、糖質であること自体は変わりませんから、やはり食べすぎれば太ってしまいます。

るでしょうが、かえって悪い作用を与える可能性大です。

とにかく、体にとって「甘い液体を飲む必要などまったくない」ということを心に留めてください。

悪性度ナンバー2以下は、図表15をよ〜くご覧ください。

◎アルコールは種類次第でまったく平気

下戸《げこ》の人をがっかりさせてしまうかも知れませんが、糖質制限は、お酒好きな人のほうがラクにできます。アルコールは思いのほか血糖値を上げないからです（図表16参照）。

とくに、ウイスキー、焼酎などの蒸留酒は糖質をまったく含んでいないので、いくら飲んでも糖質中毒にはなりません。ただし、アルコール中毒という別の危険性があるので節度は必要です。

比較的、糖質を多く含むのがビールです。三五〇ミリリットル入りのレギュラー缶で、約一〇グラムの糖質を摂ることになりますから、一缶に抑え、飲み足りないなら

図表16. お酒が血糖値とインスリン分泌量に与える変化

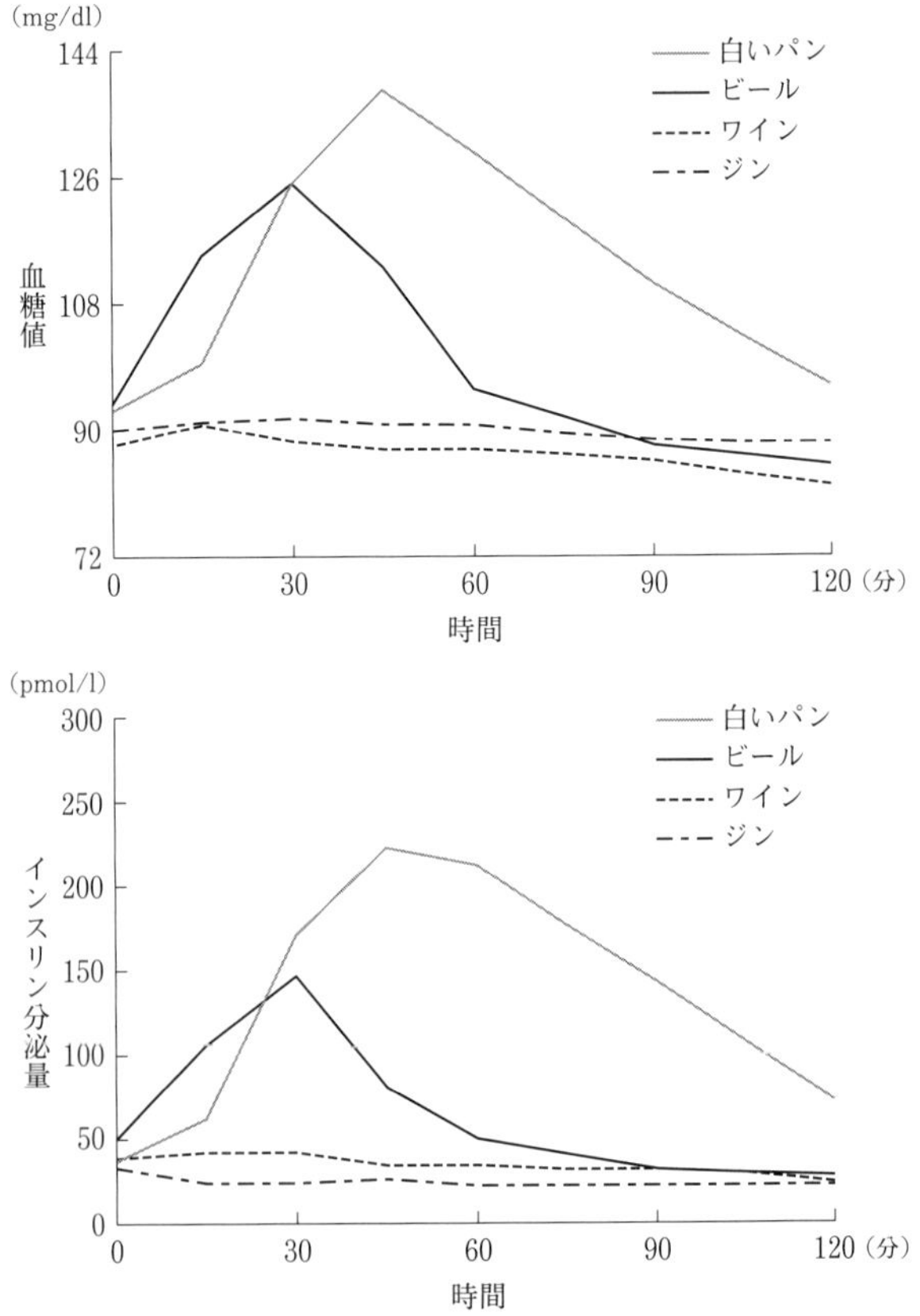

『日本人の9割が誤解している糖質制限』牧田善二（KKベストセラーズ）より

糖質ゼロの発泡酒に変えるといいでしょう。

日本酒も糖質を含みますが、さほど気にするレベルではありません。日本酒での晩酌が楽しみな人は、それをやめることはないでしょう。

私はもっぱら、辛口の白ワインを楽しんでいます。白ワインに含まれるミネラル成分に痩せる効果があることがドイツの研究でわかっています。

赤ワインもポリフェノールなどの抗酸化作用がありますのでおすすめです。

このように、お酒は血糖値をほとんど上げませんし、焼き鳥、枝豆、チーズ、刺身、冷や奴など人気のつまみも糖質をあまり含んでいません（フライドポテトはダメですよ）。

問題はシメの炭水化物。糖質中毒に陥っていると、酔った勢いで帰りにシメのラーメンを食べたりしがちですから注意しましょう。

このように、アルコールも楽しめる糖質制限は、決して苦しい手法ではありません。どうか、楽しみながら挑戦してみてください。

次章では、究極のダイエットとしての糖質中毒脱出法について述べていきます。具体的にどのくらいの糖質摂取量にすべきか、血糖値をどのレベルに保つべきかなど、数値で見ていきますので、太っていない人も大いに参考にしてください。

第3章のおさらい

◎糖質中毒からの脱出には行動変容が不可欠です。
◎大事なのはいかに自分の脳を騙すかです。
◎血糖値を上げない食べ物を知るべし。
◎血糖値を上げない食べ方を知るべし。
◎炭水化物を単体で食べるのは最悪です。
◎野菜やタンパク質を先に、炭水化物は最後にする。
◎糖質に近寄らない生活に変えよう。
◎糖質を制限できたら、自分にご褒美をあげよう。
◎食べた直後に運動すると血糖値を上げずに済みます。
◎糖質入り炭酸飲料、砂糖入り缶コーヒーなどは一生飲まない。
◎ウイスキー、焼酎、白ワインはお勧めです。

【リブレ装着体験談　その①】

ヘモグロビンＡ１ｃを八台から六台まで下げることに成功した
食欲が旺盛な男性五二歳

私は五〇代の男性で、一五年間、糖尿病の治療を続けています。重度の糖質中毒ということは頭では理解しているのですが、仕事の忙しさにかまけ、また脳との戦いに敗れ続けてきました。ここ数年はヘモグロビンＡ１ｃも七パーセント台の後半から、八を超えるようになっていました（正常値は六・二パーセント以下）。

そこにこの新型コロナ危機です。「Ａ１ｃが八を超えていると、コロナに罹《かか》ったとき重篤化しやすいよ」と牧田先生に言われ、二〇二一年の三月からリブレを装着することにしました。専用の計測器ではなく、スマホで測定できるようになったのも、試してみようというきっかけになりました。

すでに立派な糖尿病患者なので、血糖値は八〇〜一八〇を目標値に設定したのですが、従来通り食事をすると、血糖値は二〇〇〜二五〇を超えてしまいます。

リブレを装着して最初に試したのがオムライス。てきめんに目標値を突破してしまいました。

しかし、もともと大食漢でもあり、絶食系のダイエットなどはムリだとわかっていましたので、炭水化物も食べながら、量を抑えることを目標にしてみました。リアルタイムで血糖値を計り、上がりすぎた食事のパターンは避けるようにする、といった、やや自分に甘い、緩いルールにしてみよう、と。

実際に計ってみると、何を食べたら数値が上がるかは歴然です。基本的には炭水化物。しかも手軽にたくさん食べられるものが一番の大敵だとわかりました。

私の場合、具体的にはコンビニのおにぎりです。一度に二個、三個食べるのは当たり前、という生活でしたが、その手軽さに比して、血糖値の上昇は半端ではありません。スナック菓子も同様です。一袋あっというまに食べてしまって、まだ足りないような気がする。

その点、意外だったのがラーメンやサンドイッチでした。血糖値を計りながらラーメンを食べるというのはなかなか勇気がいるのですが、具が多かったり、麺の量が控えめだったりするお店では、思ったほどは数値が上がりません。また、これまでは注文したことのなかった「麺少なめ」にしても、満足感はそれほど変わらないこともわかりました。サンドイッチも野菜などの具が多い分、おにぎりや普通の菓子パンなどよりも、数値の上がり方がマイルドのように感じます。一方で、同じ麺類でも、うどんなどは、私が好きなこともあって、つい麺そのものを食べすぎてしまいます。

なるほど、つまりは炭水化物の量なのか。そう思いあたってから、スーパーやコンビニで買い物をするときにも、成分表をまじまじとみて、糖質、炭水化物の量と相談するようになりました（これまで何でやってこなかったのか、と言われると思いますが）。それまでは知識として知っていても、実感・行動と結びついていなかったのです。完全に炭水化物を絶つのではなく、量を減らすことを目指しました。甘いものはもともとそれほど摂らなかったのですが、実験してみたところ、チョコレートはむしろＯＫ。一度にたくさん食べられないからです。小麦粉系のお菓子はアウト。また果物も意外にたくさん食べてしまうので要注意です。

私の場合、糖質中毒であると同時に、食べること自体への依存傾向が高いので、その後も、コンビニなどにはつい足が向いてしまいます。そこで恥ずかしながら、炭水化物以外の「おやつ」を開発することになりました。レギュラー陣は、サラダチキン、ちくわ、スルメ、のりといったところです（笑）。以前から医師には「スナック菓子を食べるくらいなら、ナッツ系を食べたら」とアドバイスを受けていたのですが、血糖値をはかってみると、その正しさがあらためて実感されました。今、家にはボトルに入ったナッツ類が常備されています。

家の食事はともかく、炭水化物抜きの外食など不可能だ、と決め込んでいたのですが、実際に糖質制限モードに突入すると、意外にも、ファストフードなどの多くで低糖質メニューが用意されていることが分かってきました。そうしたメニューはずいぶん以前からあったのでしょうが、糖質中毒者の視界には入ってこなかったのです。

米にかえてカリフラワーを使ったカレーとか、バンズのかわりにレタスではさんだハンバーガーなどは、私の新しい〝定番〟になりつつあります。中華系では野菜炒めなどを単品で頼む技も会得しました。また食品売り場でも、こんにゃくを使った麺など、思っていた以上に、低糖質の世界は広がっていたのです。

今もときどきはお寿司やうどんも食べ、血糖値の上昇に冷や汗をかいたりしていますが、一回に食べる量は確実に減りました。ずっと血糖値を計り続けていると、ある意味でゲーム感覚になります。一度数値が爆上がりすると、一週間、一カ月の平均値にも影響してしまいます。せっかく苦労して数値を抑えてきたのに、ドカ食いをしてしまうのがもったいないように思えてきました。それも覚悟の上の御馳走ならまだしも、ふらっと手を伸ばしたおにぎりで台無しになる無念さ（実は何度も体験していますが）。さいわい、私は飲酒の習慣がありません。飲酒＋炭水化物はブレーキが利きにくくなりそうで大変だと思います。

こうした緩い糖質制限ですが、半年続けているうちに、ヘモグロビンＡ１ｃは、なんと八台から六台に下がり、体重も五キロほど減りました。なんとか脳に「少し食べて満足する」、「ふらふら食いはもったいない」ことを教え込みたいと思っています。

【第4章】糖質中毒治療は究極のダイエット《実践編》

◎どのくらい痩せればいいかの目安

糖質中毒によって太ってしまったケースで死亡率が上がるのは、ＢＭＩが二七を超えたときです。だから、**まずはＢＭＩ二七まで体重を落とすことを目標にしましょう。**

あなたにとってのＢＭＩ二七の体重は、以下の計算式で算出できます。

身長（メートル）×身長（メートル）×二七

仮に身長一七〇センチメートルの人なら、「一・七×一・七×二七＝七八・〇三」となります。つまり、身長が一七〇センチメートルなら、七八キログラムまで落とさないと死亡率が高くなるということです（図表17参照）。

もちろん、適正体重と呼ばれるＢＭＩ二二くらいまで頑張ってもいいでしょう。

ただ、かなり太っている人が非現実的な目標を設定すれば無理が出ます。それよりも、クリアしやすい目標にしておいて、そこに到達したら一度、達成感を味わい、また新たに目標設定するというほうが合理的です。

図表17. BMI 27 早見表（小数点第三位は四捨五入）

身長 150 cm	体重 60.75 kg
152	62.38
154	64.03
156	65.70
158	67.40
160	69.12
162	70.86
164	72.62
166	74.40
168	76.20
170	78.03
172	79.88
174	81.75
176	83.64
178	85.55
180	87.48
182	89.43
184	91.41

それに、第2章で述べたように、あまり痩せるのも健康に良くありません。太りすぎは心筋梗塞を増やしますが、痩せすぎると脳内出血が増えます。とくに、中高年女性で顕著です。

脳内出血は若い人にはほとんど起きません。でも、年齢を重ねることで、そもそも血管の内壁が脆くなっているところに、痩せすぎると総コレステロール値が低下し、より血管が破れやすくなります。だから、五〇歳を超えた女性は、体重を落としすぎないよう注意が必要です。ＢＭＩ一八・五は下回らないようにしましょう。
具体的には、身長一五八センチメートルの女性の場合、四六〜六七キログラムくらいに体重を維持するといいでしょう。

私の患者さんの五〇代の女性は、「あまり痩せすぎるとシワが目立つし、老けた印象になるから」と、適正体重よりも少し多めのＢＭＩ二三を目標にしていました。こうした緩やかな目標設定で十分です。

焦って結果を出す必要もありません。太っていると、いろいろ深刻な病気にかかりやすいのは間違いない事実ですが、今すぐ目の前に死が迫っているわけではありません。緊急性はないので、じっくり取り組んでいきましょう。

たとえば、肝臓に脂肪が溜まりすぎる「脂肪肝」は、体重を五パーセント落とせば良くなることがわかっています。つまり、仮に今の体重が六〇キログラムの人が脂肪肝を指摘されたなら、三キロ痩せれば治るということです。

このように、少し体重が落ちるだけでも健康上の効果が実感できますから、その喜びを手にしながらやっていきましょう。

最悪なのは、無理して体重を大きく落とし、それを上回るリバウンドをすること。

これでは、前よりも不健康な体になってしまいます。より知的な態度で臨みましょう。

◎科学的に取り組む二つのダイエット法

肥満は、単純に量を食べ過ぎることで生じるものではありません。太っているということは、糖質中毒とイコールなのだという認識が必要です。

ここが理解できないと、空腹を我慢して摂取カロリーを抑えたり、激しい運動を行うという間違ったダイエットに走ってしまいます。そして、無理が出てリバウンドを繰り返すのです。

肥満解消には、その根本原因である糖質中毒とはどういうものかをしっかり理解した上で、科学的に取り組んでいくことが不可欠です。

私が推奨しているダイエット法は、大きく、以下の二つの要素からなります。

①**糖質摂取量を減らす**

一日の糖質摂取量を六〇グラム以下に抑えれば、誰でも確実に痩せていきます。ただし、重症の糖質中毒の人は、いきなり六〇グラムまで減らせないので段階を踏んでいきます。

②**血糖値を低く抑える**

食事をしても、血糖値が一四〇を超えないようにコントロールします。血糖値が上がることで肥満が引き起こされるからです。ただ、それには第1章で紹介した「リブレ」が必要になります。

もっとも、糖質摂取量を減らせば血糖値も上がりにくくなりますから、リブレを使わない場合は、「①」を徹底して行ってください。

一方で、一日の糖質摂取量を計算するのが面倒な人、できないという人は、「②」に特化するのもいいでしょう。

次項から、それぞれの要素について、詳しく説明しましょう。

◎糖質摂取量を減らす方法

一日の糖質摂取量を六〇グラム以下に抑えると、毎日一〇〇〜二〇〇グラムずつ確実に痩せていきます。一〇キロ減らしたい人にとって一〇〇グラムは少しでも、毎日減っていけば必ず目標体重に到達します。

なお、このときの糖質六〇グラムとは、食べ物そのものの重量ではありません。たとえば、茶碗一杯のご飯の重量は一五〇グラムくらいありますが、そこに含まれる糖質は約五五グラムです。ご飯六〇グラムが、そのまま糖質六〇グラムというわけではありません。

しかしながら、茶碗一杯のご飯を食べるとそれだけで糖質を五五グラム摂ってしまう計算です。うどん一玉にも約五七グラムの糖質が含まれます。

だから、重症の糖質中毒でひどく太っている人は、一日六〇グラムに抑えるのは無理なので段階を踏みます。

最初は、一日の糖質摂取量を一二〇グラムまでOKとします。一二〇グラムでは痩せはしませんが、「これ以上太ること」にストップはかかるはずです。一二〇グラムに慣れてきたら、一〇〇グラムまで減らします。

一日の糖質摂取量を一〇〇グラムまで落としていられるようなら、重症の糖質中毒からは抜け出したと考えていいでしょう。そこまでもっていけたら、いよいよ六〇グラムに抑えるようにして、徐々に体重を減らしていきましょう。

巻末の図表21に、代表的な食材・食品の糖質量を表にしておきましたので、六〇グラム以下に抑えるための参考にしてください。『食品成分表』などを用いれば、より本格的に取り組めます。

なお、ご飯やうどんなどは糖質量が把握しやすいですが、惣菜や加工品になれば判断が難しくなります。しかし、やっているうちに慣れます。

自分が食べた物と体重の変化を比較していくことで、「ああ、もしかしたら中華惣菜のとろみには糖質がたっぷりだったのかも」などと想像できるようになるでしょう。

◎血糖値を低く抑える方法

自分の血糖値を把握しておくことは、誰にとっても非常に有効な健康管理の方法です。

この血糖値について、「病院に行かないと測定できない」「糖尿病でないなら測定する必要はない」という考えは捨ててください。

今は、「リブレ」という優れた血糖値自己測定器機があり、有名なアスリートも体調管理に活用しています。厚生労働省の認可も下りている信頼できる製品で、私の患者さんにも使ってもらっていますし、私自身も愛用しています。

リブレは、腕に貼り付ける「センサー」と血糖値を読み取る「リーダー」の二つの部品からなり、扱いはとても簡単です。

センサーは、絶えず変化している血糖値を感知しています。そのセンサーにリーダーを近づけるだけで、「今」の血糖値がわかるのです。あるいは、スマホにアプリをインストールすれば、それでも読み取ることができます。

リブレを装着したら、まずはご飯やパンなどの炭水化物を食べて血糖値の上がり具合を確かめてください。ちなみに、私がうどんを食べて計ったときは、一七〇くらいまで上がりました。

清涼飲料水やビールでも測定してみましょう。おそらく、その数値に驚くでしょう。

次に、炭水化物をたらふく食べた直後にスクワットや早歩きなどの運動を行って、血糖値の上昇がどれくらい抑えられるかも実感してください。

脂身たっぷりの肉を食べてウイスキーを飲んでも血糖値は上がらないということも、身をもって理解してください。

こうして、数日間リブレを使ってみると、血糖値が上がりやすい食べ物、意外と上がらない食べ物がわかってきます。食事直後の運動に効果があるということも理解できるはずです。

そうした知識を生かしながら、血糖値が食後でも一四〇を超えないようにコントロールします。つまり、**一日中一四〇以下で過ごせると、体重が毎日一〇〇～二〇〇グラムずつ減っていきます。**

食後の運動を加えると、さらに減ります。

リブレのセンサーは、アマゾンで七六〇〇円くらい、私のクリニックでも七〇〇〇円で購入できます（二〇二一年現在）。多少の変動はあるにしても**わずか七〇〇〇円程度の投資でダイエットは必ず成功します**（一つのセンサーによる測定が有効なのは二週間ですが、この期間で十分に血糖値の上り下りが確認できます）。

しかも、今回のダイエットに留まらず、血糖値の管理という本質的なスキルが身につきますので、入手を検討する価値は十分にあるでしょう。

◎毎日、朝食前に体重を量る

あなたは今回、糖質中毒から脱出するというミッションに挑むことになりました。それは、あなたの今後の人生を考えれば素晴らしい選択です。であるならば、ここでもう一つ大事な習慣を身につけましょう。それは「毎日、体重を量る」というものです。

体重測定は、ダイエットを成功させるために必須の行動です。と同時に、健康管理にも必須です。

太っている人は、総じて体重計に乗るのを嫌がりますが、それによって「いつの間にこんなに太ったの？」という事態を招きます。その事態は、結果的にさまざまな病気を招きます。

具体的には、毎朝、起床後トイレを済ませたら、食事前に体重計に乗ります。糖質制限や血糖値コントロールを行っていれば確実に痩せていきますから、体重計に乗るのが楽しみになるでしょう。**体重測定を、今日から一生の習慣にしてください。**

ただし、途中で減らなくなる時期があるはずです。それは、体重が減っていることを感じ取った体の防御反応の一種ですから心配しないでください。そのときは、体が省エネモードになっているので減らないだけ。まったく気にせずに続けていれば、また減っていきます。このときも、動揺せずに体重を量り続けましょう。

なお、体重計は一〇〇グラム単位で計れるものにしてください。一日の変動は一〇〇グラム単位で起きているので、大雑把な体重計ではそれがつかめません。

◎脳に逆らわない六つの食事法

「糖質摂取量も計算できないし、血糖値も計れない」ということもあるでしょう。出張の多いビジネスパーソンなど、まさにそういう状態かも知れません。

でも、そこで諦めないでください。要は、食事法の基本を守っていればいいのです。

糖質中毒から抜け出すために、守るべき食事のポイントを挙げておきましょう。

①ダイエットコーラも含め、甘い清涼飲料水は一生買わない

これは、最優先にすべき重要なポイントです。これまで何度も述べてきたように、液体の糖質は最悪で、とくに清涼飲料水は「至福点」を計算し尽くされた魔の飲み物です。

人工甘味料も健康に与える害が大きいので、ダイエットコーラなども含め、甘い清涼飲料水は「もう一切口にしない」と決めましょう。

ただし、水分の摂取は大事なので、水を一日二リットル以上飲みましょう。夏なら三リットル飲んでいいくらいです。砂糖の入っていないお茶、ハーブティなどもここに含めてかまいません。

②野菜、豆腐、海藻、キノコを中心に、魚や肉を毎日食べる

野菜、豆腐、海藻、キノコといった植物性食品は、糖質が少ないだけでなく「ファイトケミカル」という植物ならではの強力な抗酸化物質を含んでいます。

ファイトケミカルは、動物のように移動できない植物が、外敵から身を守るために保有している成分です。それを大いに摂取しましょう。ただし、イモ類やカボチャなどは糖質が多いので避けます。

タンパク質の魚や肉は、血糖値を上げないので気にせず食べましょう。

医学的に最も健康にいいのは、魚を一日おきに食べ、その合間に優先順位に従って肉を食べる方法です。その優先順位は、鶏肉がベストで、次に豚、羊、牛となります。

これらの順位は、数々の研究論文の報告などから導き出しています。

なお、魚は刺身で食べるとAGE（65ページ参照）が増えず、おすすめです。

③ケーキや和菓子などの甘いものは、将来的にやめる

甘いお菓子は砂糖の塊です。こうしたもので糖質を大量に摂るのはバカげています。

とはいえ、中毒なのでいきなりやめることはできないでしょう。すぐには無理なら、一〇時や一五時などおやつタイムに、いいものを少し食べるようにしてください。そして、だんだんと減らしていきましょう。

④袋菓子、クッキー、せんべいなどは絶対に買わない

塩味のチップス類も、ジャガイモを原料につくられており、糖質の塊です。こうした菓子が「後を引いてやめられない」のは、美味しいからというより、あなたの脳が中毒になっているからだと悟りましょう。自分で買わないだけでなく、人から一口もらうのもやめましょう。

⑤ご飯やパン、麺類を食べ過ぎない

日本人の糖質中毒は、甘いものよりもむしろ炭水化物が大きな原因です。痩せるためには、今食べているよりも減らすことは絶対条件。徐々に減らしていき、最終的にはやめるくらいまでもっていきましょう。

清涼飲料水やお菓子は「買わなければいい」という方法がとれますが、ご飯やパンは普通の定食や弁当に入っており、なくしていくのは至難の業です。でも、「だから仕方ないや」と食べてしまうのではなく、残す決断をしましょう。

⑥お酒を上手に楽しむ

「アルコールはカロリーが高いから太る」というのは間違いです。

第3章で述べたように、糖質が入っていないウイスキーや焼酎といった蒸留酒なら、まったく血糖値を上げませんので太ることもありません。

比較的太りやすいのはビールで、レギュラー缶（三五〇ミリリットル）に約一〇グラムの糖質が入っています。日本酒は二〇〇ミリリットルに約一〇グラムの糖質です。

一方、同じ醸造酒でもワインは糖質が少なく、とくに、ダイエットしている人には痩せる効果がある辛口の白ワインがおすすめです。

◎リバウンドしてもまた出直そう

禁煙に挑戦し一度は成功した人が、またヘビースモーカーに戻ってしまう例をよく目にします。そのきっかけは、多くが「一本だけ」と友人から分けてもらったタバコです。本当に一本だけで済ませられたらいいものの、なぜか堰《せき》を切ったようにスパスパ吸い始めてしまうのです。

そうなってしまうのは、久しぶりに入ってきたニコチンに脳が大喜びして「もっと、もっと」と要求するからですが、本人は「自分はなんて意志が弱いのか」と落胆し、

「もう、どうでもいいや」と投げてしまうようです。

糖質中毒でも、同じようなことが起き得ます。

ダイエットが順調に進んでいても、「ラーメンが食べたい」「ケーキが食べたい」という強い欲求に駆られることがあるでしょう。これまで存分に入っていた糖質が不足していることで脳がイラついているのです。

ここで、代替行動（１０５ページ参照）などをとることでごまかせればいいですが、負けてしまうこともあると思います。負けて食べてしまうと、脳は大喜びで興奮し「もっと、もっと」をやりますから、あなたはさらに食べてしまうかも知れません。

でも、落ち着いてください。それは、あなたの意志が弱いからではありません。脳の仕業です。だから、投げやりにならず、自分を責めず、淡々と続けていきましょう。

実際に、糖質を摂ってしまえばリバウンドするはずです。しかし、**そこからはまたスタートすればいいだけです。なにも気にせず淡々と続けていきましょう。**

◎脳に勝った患者さんの例

健康診断で糖尿病を指摘され、数年前から私のクリニックに通っている五〇代の男性がいます。初診時にはかなり太っていて、高血圧も抱えていました。

私は早速、この患者さんにもリブレを装着してもらい、血糖値のコントロールをお願いしました。まだ働き盛りですから、合併症の糖尿病腎症になったら大変と、熱心に取り組んでくれました。

彼は、炊きたての白いご飯が大好きだったのですが、リブレが示す数値を見て怖くなったと言います。ご飯だけでなく、パンや麺類も大きく血糖値を上げるのを自分の目で確認し、炭水化物を一切やめました。

すると、血糖値が安定し、ヘモグロビンＡ１ｃ値も理想的に下がっていきました。そして、劇的に痩せたのです。

あまりの好成績ぶりに、「これなら少しぐらい好きなご飯を食べても大丈夫ですよ」とすすめたのですが、彼はきっぱり答えました。

「もう慣れました。主食を食べなくても全然、平気なんです。それに、むしろ食べたくない気持ちのほうが強いです。また血糖値を上げたくないので」

私は、「慣れました」という一言を聞いて、彼が完全に糖質中毒を克服したことを確信しました。

この患者さんは、「糖尿病腎症になりたくない」という強い思いがありました。でも、本当はすべての肥満者が、同様のモチベーションを維持できるはずなのです。**今はまだ大きな病気にはかかっていなくても、肥満者は、その入り口に立っています。**「あのときに、真剣にダイエットしておけば良かった」と後悔することがないよう、自分の未来を見つめ動いてください。

◎痩せたら起きるプラスのことを考えよう

ダイエットを成功させるには、「その先にある自分」がはっきり見えるようにしておくことも大切です。なんとなく始めてしまうとなんとなく挫折します。

「糖質を食べろ」という指令ばかり出したがっている脳に、「痩せて魅力的な自分」を刷り込んでいきましょう。

痩せるとどんないいことがあるかを想像し、紙に書き出しましょう。頭で考えているだけでなく、書いてそれを目にすることで、強く刷り込むことができます。

★おしゃれが楽しめる。
★周囲の人が驚き褒めてくれる。
★モテるようになる。
★体調が良くなる。
★長生きできる確率が上がる。
★肌がきれいになる。
★子どもが見直してくれる。
★健康診断の数値が良くなる。
★フットワークよく動ける。
★顧客に与える印象がアップする。
★普通サイズの服が入るから買い物の幅が広がる。

★脳の働きが良くなりシャキッとする。
★電車の座席でスペースを多くとって肩身の狭い思いをしなくなる。

もっともっとあるはずです。自分の生活に沿った「いいこと」をどんどん考え、それを現実にしていきましょう。

◎ご褒美と叱咤激励

太っている人がダイエットすれば、いろいろいいことがありますが、なかでも以下の二つははっきりと自覚できます。

①体にいい変化が起きる

フットワークが軽くなり、少しくらい走っても息切れしません。
膝や股関節にかかる負担が減り、痛みが軽減されます。
睡眠の質が良くなり、ぐっすり眠った感覚が得られます。
さらに、健康診断の結果表を見れば、血圧や肝機能、血糖値、コレステロール値などの数値が改善されていることがわかるでしょう。

②見た目が良くなる

このことは、否定しようがありません。鏡を見るのが楽しくなるでしょう。

私のクリニックに通う四〇代の男性は、「もともと服装には関心がありません」と言っていたのが、痩せたら急におしゃれになりました。

関心がないというより、「関心を持ってみたところでどうにもならない」という抑制が無意識のうちにあったようです。今では、「服を買うことを楽しんでいるなんてウソみたいです」と、新しい自分との出会いを喜んでいます。

一方で、やはり四〇代の女性は、痩せたら穿きたいジーンズを前もって購入してしまいました。「私は二〇代の頃、二七インチが穿けたんです。これが穿けたときの自分を想像することができるので、そこまで痩せたいです」と言うのです。

このように、目標体重になったら着てみたい服を買ってしまうのも一つの方法です。

そして、ご褒美を準備すると同時に、激励の言葉を自分にかけてあげましょう。周囲に宣言してしまうのもいいでしょう。

外資系企業で働く三〇代後半の男性は、手帳に書いた言葉を私に見せてくれました。そこには、こうありました。

「太ったブタになるな、痩せたソクラテスになれ。男は肉体だ。醜い体になるな！」

彼は、一〇名以上が集まった会議の場で自分だけが太っていることに気づき、なんとも言えない負い目を感じたようです。

もともと意識の高い人なので糖質中毒についてもしっかり勉強し、今ではちゃんとソクラテスになりました。

第4章のおさらい

◎とりあえずの目標はＢＭＩ二七まで体重を落とすこと。

◎脂肪肝は、体重を五パーセント落とせば良くなる。

◎最悪なことは、無理なダイエットでそれを上回るリバウンドすること。

◎一日の糖質摂取量を六〇グラム以下に抑えると、毎日一〇〇～二〇〇グラムずつ確実に痩せます。

◎一日中血糖値一四〇以下で過ごせたら、体重が毎日一〇〇～二〇〇グラムずつ減ります。

◎毎日の体重測定を、今日から一生の習慣にしてください。

◎ダイエットコーラも含め、糖質入りの清涼飲料水は一生買わない。

◎野菜、豆腐、海藻、キノコを中心に、魚や肉を毎日食べる。

◎ケーキや和菓子などの甘いものは、将来的にやめる。

◎袋菓子、クッキー、せんべいなどは絶対に買わない。
◎ご飯やパン、麺類を食べ過ぎない。
◎ウイスキー、焼酎、白ワインなど、お酒を上手に楽しむ。
◎リバウンドしても、なにも気にせずに淡々とリスタートしよう。
◎痩せたら起きるいいことを紙に書き出そう。

【リブレ装着体験談　その②】

ヘモグロビンＡ１ｃを八・○から六・四に、体重の六キロ減に成功した
麺に米、炭水化物が大好きな男性六○歳

私のダイエット法というか、ヘモグロビンＡ１ｃ低減作戦について話します。この作戦を開始する気になったのは、二○二○年五月のこと。四月の緊急事態宣言発出で、ほとんど自宅にいることになり、出社は週に一回だけ。朝昼晩と家で食べるのだが、そのときにハマったのがコンビニのスイーツだった。

コンビニは酷いことをやってくれるもんだ。バスクチーズケーキやモンブランがめちゃくちゃに旨いのである。だから、ほぼ毎日スイーツを一個食べていた。糖尿病治療薬のスーグラ（体内の糖質を尿と一緒に排出する薬）を飲んでいるから大丈夫だという過信もあった。

それ以前にはＡ１ｃはだいたい、六・五〜七・○の間にあった。ところがそんな愚かな生活を二カ月間つづけて五月末にＡ１ｃを計ったら、なんと、八・○に

まで上がっていたのである！　生涯の最高値。衝撃的だった。これはかなりヤバイ。そこからリブレを装着し、本気の作戦を開始することにした。

まず、甘いもの、間食を完全にカット。食事の主食となる米・パスタ・パン、それ以前はこれらを普通に食べていたが、米は玄米の七分づきで三分の一はコンニャクを入れる、パスタは糖質減パスタ、パンは全粒粉のものにした。ラーメンやソバは極力食べない。外食の際には、白米は二分の一から三分の二にした。ジャガイモや里芋が好きで好きでたまらん人間なのだが、野菜系炭水化物も減らすことにした。

炭水化物を完全にカットしたら、飢餓感がつのって、ゆくゆくはリバウンドするのが目に見えていたので、減らす方策をとった。

パン食の際につけるジャムは自宅で作ることにし、天然由来のラカンカやステビアという糖質ゼロの甘味料を使った。菓子も食べたいので、小豆をラカンカで煮た。

それから、特に夕食後に四五分の散歩、職場からの帰路の電車でも一駅前で降りて四〇分を歩いた。

さて、その結果、三カ月後の八月にはＡ１ｃはとりあえず、六・七まで下がった。

今回、血糖値リポートをするにあたって体重測定も開始した。開始時には八二キロあった。それが、なんと、三カ月でほぼ六キロ減っていた。七六・二キロまで落ちていたのである。

さて、重要な報告がもう一つある。その後もリブレの装着をつづけて、体重はそれ以上は落ちなかったが、Ａ１ｃがさらに〇・三下がり、六・四になった。これって、正常値まであと少しじゃん！

本製品は、体重を減らすのにも役立つが、Ａ１ｃを減らすには確実に効果があると思われる。

リブレをいろいろ試した結果、私なりの結論をいくつかあげておく。
※　最悪の食べ物は、カツ丼（血糖値二三五mg／dlに達する。以下単位略）、次に白

米のオニギリ一個（血糖値二一〇前後）、七分づきの玄米だろうが米一膳（血糖値二一四）、糖質減のパンであっても食パン一枚（血糖値二〇〇突破）。それから天丼（血糖値一九五）だった。

※　ウドン、ソバは私に限って言えば、大幅な上昇はなかった。小麦粉たっぷりのカレーライスは試していない。

※　血糖値のピークは、オニギリ二個を食べた後の二五三だった。

※　ロクなおかずもなしでストレートに胃に入るオニギリが良くないのは自明の理だ。丼ものが良くないのも同じ理由による。それと、いずれもガツガツと食べる種類の料理だから余計に悪い。

※　それから重要なこと。ゆっくり食べると血糖値が上がらない。パンを食べながらのフランス料理のフルコース、それからカウンターに座ってのお好みの寿司であっても、食べている間中計ったのだが、血糖値は一〇五～一一〇辺りに終始した。なので、炭水化物を食べても、ゆっくりと他の食材を挟んで食べれば血糖値は上がらないと思われる。

※　三〇分の速足歩行をすると、血糖値は三〇～四〇ぐらい下がる。
※　牧田先生の本を読んで、先生推奨の一二秒の「スロースクワット」一〇回を行うと、血糖値は三〇～四〇ぐらい下がる。
※　糖尿仲間は湯舟に入ると血糖値が上がると言っていたが、私の場合は三〇強ぐらい下がる。

さて、リブレの最大の効用についてだが、これをつけていることによって、例えば、間食と夜食がなくなる。深夜のラーメンやオニギリをついつい食べてしまうことがなくなる。それをつねに体に装着しているという意識があるだけで、行動が完全に変わる。ぜひ、お勧めします。

牧田医師のコメント

リブレを使うことによって、何を食べると血糖値がどのくらい上がるかということがわかれば、どうすればいいかという対策も立てられます。

体験談①（120ページ）の方の事例にあるようなサラダチキン、ちくわ、するめ、のり、ナッツなど、「炭水化物以外の『おやつ』を開発する」というやり方は、非常に参考になるはずです。

また、ファストフードなど外食の低糖質メニューについて、「血糖値のことを知る前は、このようなメニューが糖質中毒者の視界に入ってこなかった」というコメントにある通り、気づかないだけで、糖質に配慮した食べ物はいろいろあるのです。

炭水化物を止めるのではなく、上手に減らすだけで血糖値も体重も劇的に改善します。

体験談②の方も、そうした無理のない作戦をとっています。完全に止めるとリバウンドしやすいので、これが現実的かつベストな方法でしょう。

とくに、白米を玄米とコンニャクに変えたのはいいですね。それによって、食物繊維をたくさん摂ることができ、食物繊維をエサとする腸内細菌が元気になって免疫力がアップします。免疫力アップは、血糖値を下げる以上に健康に大きな効果をもたらします。

ただ、血糖値を改善するには軽い糖質制限で充分ですが、痩せることが目的ならかなり厳格な制限をしないとダメです。痩せるためには、糖質が体からなくなるという状態にしないとダメだからです。

なお、運動は食事の直後にするのが大事です。たとえ食前に五〇〇〇歩歩いても、血糖値的には無意味です。

いずれにしても、体験談①の方の食生活は変わったようですが、体験談②の方の「（リブレで）行動が完全に変わる」というコメントが大変印象的です。人間は習慣の動物です。血糖値を下げ、痩せるためには、習慣を変えることが不可欠です。

この調子でいけば、やがては脳も「少し食べて満足する」ということを覚えてくれるでしょう。

【第5章】糖質中毒とカラダの終わりなき戦い

◎「肥満は万病の元」を軽く考えてはいけません

現代社会はあまりにも肥満者が多く、レストランの隣のテーブルに座っている人が太っていたからといって、あるいは宅配便を届けに来てくれた配達員が太っていたからといって、誰も驚きません。

しかし、一九世紀まで世界中にほとんど肥満者はおらず、ヨーロッパでは見物人に囲まれるほどの珍しい存在でした。そこでは、「太っているということは、病気に勝てる体力があるのだろうからうらやましい」という目を向けられていたようです。

逆に言うと、昔は太るほどたくさん食べられる余裕のある人は少なかったということですが、もともと人類はそのようにできています。はるか遠い祖先の時代から、まったく太っていない人たちによって、私たちの種はつながれてきたのです。

こうしたDNAレベルの条件は、今もなんら変わっていません。要するに、人類にとって太っているということは、イレギュラーな状態です。ところが、今はイレギュラーがレギュラーになってしまい、多くの人は危機感を抱けなくなっています。

忘れてはいけないのは、変わったのは私たちを取り巻く環境であって、人類のＤＮＡではないということです。

農耕技術が広まり、さらには産業革命を経て、人類の周囲には簡単に摂取できる炭水化物や甘い砂糖が溢れました。私たち現代人は、生まれたときからそういう環境で育っており、それが当たり前だと思っています。しかし、人類のＤＮＡにとってはイレギュラーな環境です。ここでもやはり、イレギュラーがレギュラーになっているわけです。

太ってしまうのが当然の環境にあって、太ってしまう人がたくさんいる世界。そんな世界で受けた健康診断で「メタボを解決しましょう」と言われても、深刻に捉えられないのもわかります。でも、一人ひとりのＤＮＡで考えれば、極めてイレギュラーな状態であり、そのままでは命に関わるいろいろな病気と直結します。

たしかに、「太っているから今すぐ命を落とす」ということはありません。ただし、「太っているから早死にする」ということは十分にあり得るのです。

「肥満は万病の元」を軽く考えてはいけません。

◎ブドウ糖は血液も血管も悪くしてしまう

四〇〜五〇代ともなると、健康診断の数値にいろいろ問題が出てきます。そして、それが一つではなく、あちこちに及ぶようになります。「血圧も肝機能もC判定だよ。若い頃はどうってことなかったのにな」というわけです。

しかし、これは当たり前のこと。私たちの体は血管でどこもつながっており、完全に独立している臓器などありません。

あらゆる臓器がその働きをこなせるのは、血液によって運ばれる酸素と栄養があるからです。だから、健康を保ちたいなら、なにをおいても血液や血管の状態に気を配らなければなりません。

そして、血液や血管をダメにする最たるものが、余計なブドウ糖なのです。

ご飯やパン、麺類、甘いお菓子、甘くはないけれど米や小麦粉を使ったせんべいやスナック菓子、砂糖の入った飲み物……こうしたものをたくさん摂れば、血液中にブドウ糖が溢れます。

血液中に溢れたブドウ糖は、血糖値を上げるだけに留まらず、血管の壁にベタベタ

とくっついて傷をつくります。つまり、ブドウ糖は血液も血管も悪くしてしまうのです。

各臓器に酸素と栄養を届けるのは血液で、その血液を運んでいるのが血管なのだから、糖質を過剰摂取すれば、全身の健康に悪影響を与えるのは明らかです。

逆に、糖質中毒から脱出すれば、全身の健康状態が良くなっていきます。

◎糖質過剰は糖尿病まっしぐら

血液中に溢れたブドウ糖を処理するために、膵臓からインスリンというホルモンが分泌され、ブドウ糖を中性脂肪に変えて脂肪細胞に取り込むのが肥満の原因だということは、これまでにも何度も述べてきました。

つまり、太ってしまうのは、糖尿病にならないようにインスリンが頑張ってきたからだとも言えます。

ただ、インスリンの働きにも限界があります。しょっちゅう糖質を過剰摂取していれば、膵臓も疲れ果ててインスリンの働きが悪くなってしまいます。そして、血液中のブドウ糖濃度つまり血糖値を思うように下げられなくなった状態が糖尿病です（判定基準については図表18を参照）。

日本には、糖尿病の患者さんが一〇〇〇万人、糖尿病予備軍が一〇〇〇万人います。人口約一億人とすれば、その二〇パーセントが、血中にブドウ糖を溢れさせているということになります。

ただ、糖尿病そのものは痛くも痒くもありません。だから、会社の健康診断を受ける機会がない自営業の人や主婦には、かかっていても気づかない人も多いのです。

糖尿病には1型と2型があり、この二つは別の病気と考えるべきです。

1型は原因不明で、若い頃に発症するケースが多く、インスリンがまったく分泌されません。そのため、一日四回インスリンを打たないと生きていくことができません。インスリンが発明されるまで、1型糖尿病は子どもや若者が命を落とす病として恐れられましたが、今はアメリカの大リーグで活躍する選手もいるくらいです。

一方、たいていの人がかかるのは2型で、原因は糖質を過剰に摂取する生活習慣にあります。こちらは、早期の段階で糖質制限や運動を適切に取り入れれば、血糖値は

図表18. 75gブドウ糖負荷試験による糖尿病の判定基準

糖尿病判定基準（血糖値）

	正常値（mg/dl）	糖尿病（mg/dl）
0分	110未満	126以上
120分	140未満	200以上
	両者を満たすと 正常型	どちらかを満たすと 糖尿病型

正常型にも糖尿病型にも属さないものは 境界型

注意：正常型であっても60分の血糖値が180以上の場合は糖尿病に悪化しやすいので境界型に準ずる

糖負荷試験の正常値

	血糖値（mg/dl）	インスリン値（μU/ml）
0分	84	10
30分	139	57
60分	123	51
90分	110	43
120分	103	40

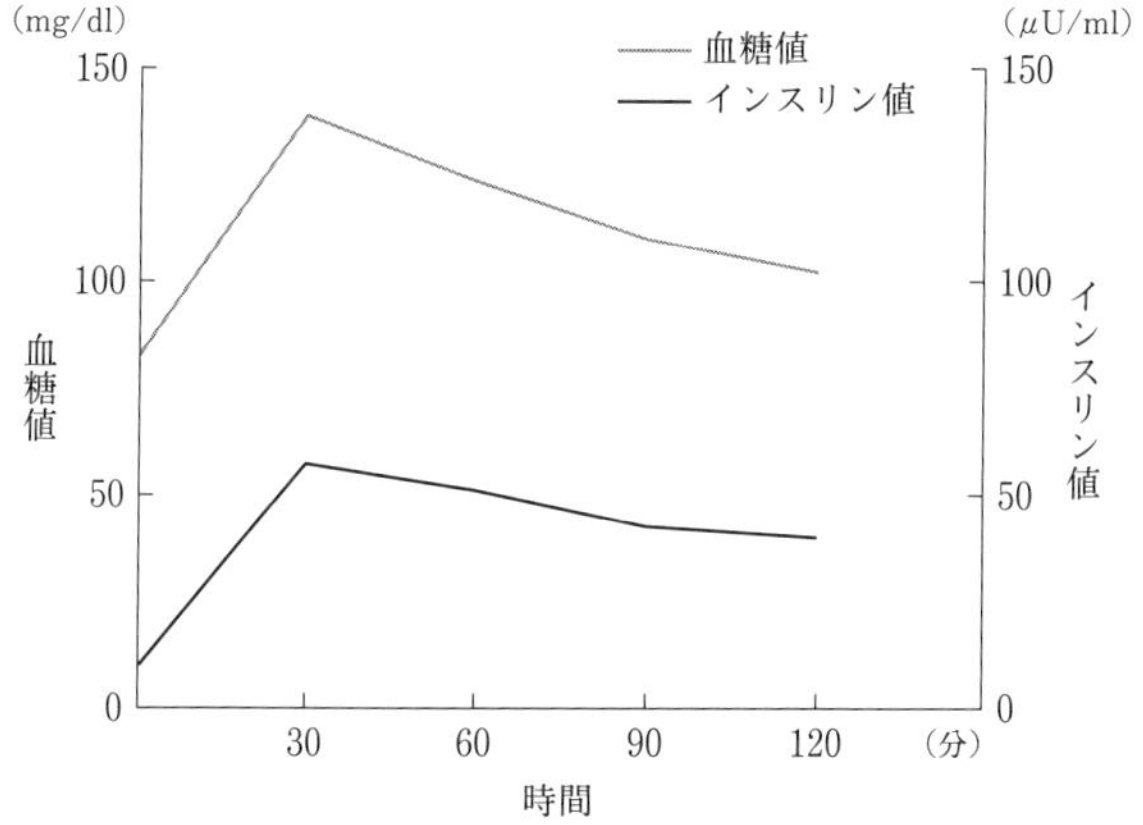

コントロールできます。もちろん、2型でもひどくなれば、インスリンがほとんど出なくなるため、注射で補充する治療が必要になります。

いずれにしても、今や糖尿病そのものは怖い病気ではありません。むしろ、二次的に引き起こされるさまざまな事態がまずいのです。

◎糖尿病になったらあらゆる危機が身近に迫る

糖尿病にかかっていても気づかない人が多いのは、血糖値が高いこと自体では痛くも痒くもないからです。実際に、糖尿病と判定される基準値以上に血糖値が上がっていても、どうということはありません。だから、多くの人が治療を受けないのです。

では、そのまま放置していいかと言ったら絶対に「NO」です。

糖尿病になると免疫系の機能が低下するため、あらゆる病気にかかりやすくなります。がん、心筋梗塞、脳卒中、アルツハイマー病など、糖尿病の患者さんは健康な人と比較して、すべて発症率が高くなります。

新型コロナウイルス感染症の重症化にも、糖尿病が大きく関わっていることがわかっていて、新聞やテレビなどでずいぶん報道されました。

二〇二〇年の「セル・メタボリズム」という学術雑誌でも、それを裏付ける報告がなされました。血糖値のコントロールが比較的良好な群（ヘモグロビンＡ１ｃ値が七・三パーセント程度）では、新型コロナウイルスに感染したときの死亡率が一・一パーセントだったのに対し、コントロール不良（ヘモグロビンＡ１ｃ値が八・一パーセント程度）になると、死亡率が一一パーセントと約一〇倍に跳ね上がるというのです。

もっとも、糖尿病があると感染率や発症率まで高くなるかどうかはわかっていません。しかし、問題は重症化です。

命を落としかねない重症化を避けることが、新型コロナウイルス感染症対策として最重要。重症化を避けるためには血糖値コントロールが大事で、日本糖尿病学会ではヘモグロビンＡ１ｃをまずは六・九以下に抑えることを推奨しています。

いずれにしても、**血糖値を高いままにしておくと、あらゆる命の危機が近づくと考えていいでしょう。**

◎とくに怖い合併症はなにか

糖尿病そのものは怖くなくても、合併症は非常に恐ろしいものです。**合併症には、糖尿病腎症、糖尿病網膜症、糖尿病神経障害の三つがあります。**

腎症が重症化すると、血液透析が必要な状態に陥ります。網膜症がひどくなれば失明しかねません。神経障害があれば小さな傷などに気づかず、壊疽《えそ》を起こして足を切断するという悲劇も起きます。

「あるとき突然、目に黒いカーテンが降りたように、なにも見えなくなった」などというインパクトの大きさからか、糖尿病の合併症では、網膜症を恐れる人が多いのですが、定期的に眼科でチェックを受けていれば失明することはほとんどありません。

とはいえ、血糖値のコントロールは大切です。

図表19のグラフを見てもらえばわかるように、ヘモグロビンＡ１ｃ値が七に抑えられていれば、九年経過しても網膜症の有病率は低いままです。ところが、ヘモグロビンＡ１ｃ値が九を超えると有病率は急上昇します。

だから、血糖値をコントロールしつつ眼科で定期的な検査を受けることが、網膜症

図表 19. ヘモグロビン A1c と網膜症の関係

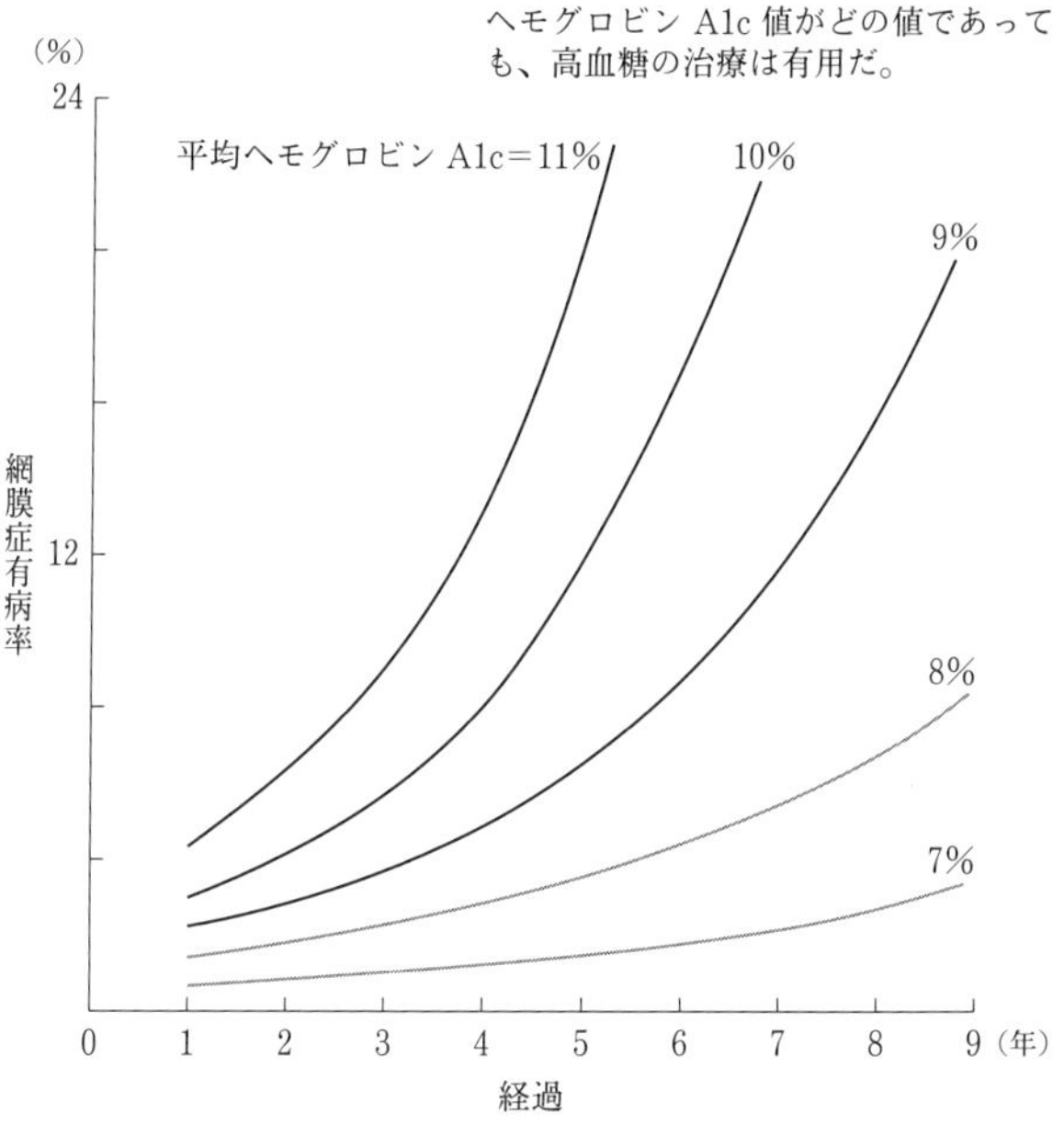

出所:『リッピンコット シリーズ イラストレイテッド生化学[原書７版]』

を悪化させない要件となります。

一方、そう簡単にいかないのが腎症です。血糖値をコントロールしていても、腎症が悪化して血液透析が必要になるケースが多いのです。

図表20に合併症の経過図を示したので見てください。

糖尿病を発症してから、早い人で五年も経つと腎症が出てきます。

図表20. 腎症悪化の経過

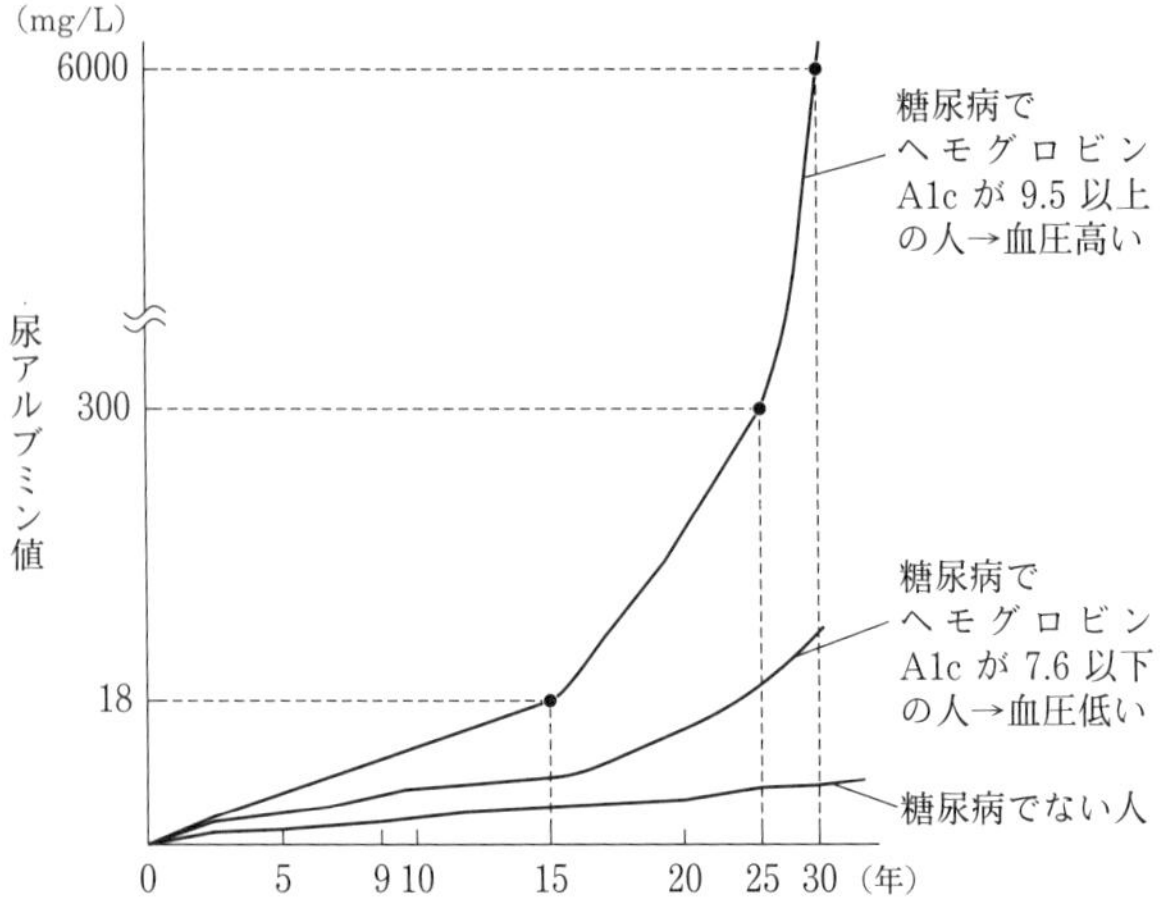

尿アルブミン値が300までくると、最短5年ほどで6000に達し、透析が必要になる。いまは、悪化を阻止する薬がある。

腎症も網膜症と同様に、血糖値コントロールが悪いほど早く進行します。ただ、腎症の場合、血圧も大きな要素となります。

実際に、腎症が悪化すると必ず血圧が高くなり、血圧が高くなると腎症が悪化します。

最近の研究では、腎症の発症や進行を防ぐには、血糖値よりもむしろ血圧のコントロールのほうが重要だということがわかってきています。

そのため、上手に降圧剤を用いた治療が必須ですが、それが適切に行える医師が少ないのが現状です。

◎慢性腎臓病にかかっているのに見過ごされている

今、世界中で大きな問題になっているのが慢性腎臓病です。日本でも激増しており、二〇〇〇万人の慢性腎臓病患者がいることが、信頼のおける医学誌「ザ・ランセット」で発表されています。実に、日本人の六人に一人が慢性腎臓病に罹患している計算です。

ただ、よほどひどくならないと症状が出ないことに加え、早期発見できる検査が正しく行われていないため、激増に歯止めがかけられずにいます。このことを私は、非常に苦々しい思いで受け止めています。

慢性腎臓病とは、最初から腎臓に問題が生じた糸球体腎炎や、糖尿病の合併症によるものなど、それまで原因別に扱われていたものを一つに括る概念です。米国腎臓財団が二〇〇二年に提唱し、世界で共有されるようになりました。

なかでも、糖尿病の合併症である腎症は、慢性腎臓病の四四パーセントという大きな割合を占めています。肥満も腎機能を悪くします。つまり、糖質を過剰摂取していると、糖尿病や肥満を経由して慢性腎臓病となる危険性大なのです。

「慢性」という言葉からあまり危機感を持てない人も多いようですが、急性の腎疾患よりはるかに深刻です。急性腎臓病は適切な治療によって治癒しますが、慢性腎臓病は治りません。徐々に悪化し、やがて血液透析へと移行します。

血液透析は、週に三回、一回五時間ほどを要します。その間、ベッドに寝たきりですから人生のＱＯＬ（生活の質）が著しく低下します。しかも、血液透析に入った人の五年後生存率は六割ほど。かなり寿命が縮まってしまいます。

それにしても、なぜ、こんなつらい血液透析が必要なのでしょうか。

食事をしたり、体を動かしたり、呼吸したり……私たちが生命活動を送る上では、絶えずなんらかの老廃物が産出されます。また、システムの入力ミスのようなことも起きるので、体外へ捨てなければならないものが出てきます。そうしたものを濾過《ろか》し、尿として体外へ排出するのが腎臓の大事な役割です。

ところが、腎臓の機能が弱まると、濾過ができずに血液中に毒素が溜まって尿毒症となり命を落とします。そこで、腎臓の代わりをする機械に血液を通して濾過するわけです。長時間ベッドにつながれるつらい血液透析を嫌がる患者さんは多くても、それをしなければ死んでしまうのでやらざるをえません。

最新のデータでは、毎年新たに四万人が血液透析を必要とするようになっています。透析患者さんは身体障害者一級に認定され、基本的に医療費がかからないため、国の医療保険制度を破壊しかねない事態となっています。

◎慢性腎臓病は隠れた死因の最たるもの

厚生労働省では、毎年、日本人の死因ランキングを発表しています。少しずつ入れ替わりはあるのですが、二〇二〇年については、以下のようになっています。

1 がん
2 心疾患
3 老衰
4 脳血管疾患
5 肺炎

6　誤嚥性肺炎
7　不慮の事故
8　腎不全

このあとも続きますが、見ての通り、八位に腎不全が入っています。

そもそも、腎臓が原因で亡くなる人がこんなに多いとは、思っていなかったかも知れません。しかし、そこで驚くのはまだ早く、さらに上位の死因にも腎臓が関係しているケースが多いのです。

慢性腎臓病があると、がん、心筋梗塞、脳卒中などにもかかりやすく、かつ進行を早めることがわかっています。つまり、慢性腎臓病の患者さんが、腎不全で亡くなる前に、ほかの病気を進行させて命を落とした可能性があるわけです。

実際に、腎臓は心臓と強くリンクしており、医療現場では「心腎連関」という言葉が使われています。患者さんの心機能が悪化すると腎不全が起きやすく、腎機能が悪化すると心不全が起きやすいということが明らかになっているのです。

また、脳や腸の働きにも、同じように腎臓との関連性が見て取れます。

結果的に、腎臓が悪くない人と比較した死亡率が、軽症の慢性腎臓病で二倍、重症になると四倍にアップすることがわかっています。

死因八位という順位が示す以上に、慢性腎臓病は怖い病気だという認識が必要です。

そして、慢性腎臓病の四四パーセントが糖尿病の合併症であり、糖質の過剰摂取こそ糖尿病の最大原因だということも、忘れずに心に留めておいてください。

◎腎臓の治療にはとくに医者を選べ

ここまでで、糖質中毒と肥満、糖質中毒と糖尿病、糖質中毒と慢性腎臓病……どれも根っこでつながっていることが見えてきたでしょう。と同時に、肥満で留まっているうちに糖質中毒から抜け出すことの重要性も理解していただけるのではないかと思います。

私は糖尿病専門医として、「自分の患者さんを血液透析にだけはさせない」をモットーにやってきました。実際に、かなり合併症が進行した患者さんも血液透析から救うことができています。

それというのも、医学の進歩のおかげ。そして、私が最新の知識を学ぶことが大好きだからです。

しかし、腎臓について知らない医師が多いのです。総合的な内科医はもちろんのこと、糖尿病専門医であっても、腎臓についての知識が不足しているのが現実です。

理解の浅い医師が、患者さんの腎機能を調べるにあたって用いるのが、血清クレアチニン値です。そういう医師は、この数値が正常範囲内であれば「あなたの腎臓は大丈夫ですよ」と患者さんに告げます。

しかし、その裏に「今のところは」という言葉を隠しているかも知れません。

糖尿病の患者さんの血清クレアチニン値に異常が出たら、「あと数年で血液透析だ」ということは、担当医は経験的によく知っているはずです。実際に、日本腎臓学会がまとめたところでも、血清クレアチニン値が正常範囲を超えると、たいていが二年以内に血液透析になっています。

つまり、血清クレアチニン値に異常が出たときはすでに遅く、そんな検査をしていること自体、無責任なのです。

治せる段階で腎臓の状態を把握したいなら、尿アルブミン値を見るべきです。

もし、あなたが糖尿病で、担当医が腎臓の治療にあまり詳しくないようなら、主治医を替えることも考えてください。腎臓内科がある病院に転院するのもいいでしょう。

◎透析から救う治療法

腎臓の病変を早期に正確に教えてくれるのは、血清クレアチニン値ではなく尿アルブミン値です。

尿アルブミン値は、尿の中にアルブミンというタンパク質がどれくらい出ているかを示す数値です。正常値は検査機関によって若干差があり、三〇㎎／L（以下単位略）以下としているところが多いのですが、私のクリニックでは一八以下としています。

三〇を少し超えても、ミカルディスという薬を服用すればすぐに正常値に収まります。さらに高くなっても、三〇〇以下なら、ミカルディスの量を加減しながら血圧を一二五（収縮期）／七五（拡張期）未満（単位は㎜Hg）に抑えれば、必ず腎臓は良くなります。少なくとも、私はそういう治療を患者さんにしています。

しかし、一般的には、尿アルブミン値が三〇〇になると「ポイント・オブ・ノー・リターン」と呼ばれ、多くの医者にとって「もう治せない地点」です。

ひどいことに、血清クレアチニン値に異常が出たときは、たいてい尿アルブミン値は一〇〇〇を超えているので、すでに「もう治せない」わけです。

こうして、ある日当然、信じていた主治医から「もうそろそろ血液透析が必要になりますから、透析専門の病院に移りましょう」などと告げられます。それによって大ショックを受けた患者さんが、助けを求めて次々と私のクリニックにやってきます。

私の場合、ミカルディス以外に、カルブロック、アルダクトンAなどの薬を組み合わせて使うことで、尿アルブミン値五〇〇〇までなら、なんとか血液透析から患者さんを救うことができています。ただし、保険内で出せるより多くの薬を必要とするので、自由診療となってしまいます（詳しくはAGE牧田クリニックのHP）。

こうした治療を必要としないでいられるためにも、糖質中毒からの脱却を本気で考えていきましょう。

◎血圧を甘く見るな

日本には約四三〇〇万人もの高血圧患者がいると言われています。

しかし、このうち三分の一の人たちは、そもそも自分が高血圧だとは自覚していないため未治療です。そして、一割以上の人が、自覚はしているけれど放置しています。

つまり、ちゃんと治療を受けている人は半分程度。なかでも、適切にコントロールできている人は、二七パーセントにすぎません。

この数字が、人々に間違った安心感を与えてしまっているのかも知れません。「みんなそうなんだから、高血圧なんてどうってことないんだろう」と。

しかし、どうってこと、ありありなのです。

マイクロソフトの創業者として有名なビル・ゲイツが、元妻と立ち上げた慈善団体「ビル＆メリンダ・ゲイツ財団」が進めた大規模研究で、**世界中の人々が命を落とす最大の原因は高血圧であることがわかっています。**

また、二〇二〇年に米国医師会の専門誌に掲載された論文では、高血圧を治療すると認知症の発症リスクが下がると報告されています。逆に言うと、高血圧を放置しておけば認知症リスクが上がるということです。

加えて、血圧が高いと動脈硬化が進行し、心筋梗塞や脳卒中を引き起こすのは多くの人が知るところです。

そして、とくに強調したいのが慢性腎臓病との関係です。

高血圧による動脈硬化は全身に及びますが、もちろん腎臓の血管も例外ではありません。しかも、腎臓の血管は細いので影響を受けやすく、機能がどんどん損なわれていきます。

一方、腎臓の機能が落ちると塩分と水分の排泄調整が鈍り、血圧が上がります。これを「腎性高血圧」と言います。若い頃は低血圧で悩んでいたような人であっても、腎臓が悪くなると血圧がどんどん上がります。

血圧が上がると腎機能が落ち、腎機能が落ちると血圧が上がる。この負のスパイラルに取り込まれれば、大量の降圧剤を飲まないとコントロールできなくなります。

医師から高血圧を指摘され、降圧剤の服用をすすめられているのに嫌がっている人は、そういう未来を想像してください。少しの薬でコントロールできる段階で、しっかり治療しておくことが非常に大事です。

なお、糖質の過剰摂取が肥満を呼び、太れば血圧が上がるということも、どうか忘れないでください。

◎内臓脂肪による炎症が全身に害をなす

「生活習慣病」という言葉は、もうすっかり認知されるようになりました。

心筋梗塞、脳卒中、糖尿病、高血圧、脂質異常症、慢性腎臓病……といった生活習慣が原因で引き起こされる病気について、ＷＨＯは「非感染性疾患」と表現しています。

新型コロナウイルス感染症、インフルエンザなどの感染性疾患は外に原因があるのに対し、生活習慣病は自分の中に原因があるということでしょう。

最近になって、これら生活習慣病はすべて、持続する炎症反応による臓器機能不全だということがわかってきました。**炎症は怖いのです。**

もっとも、炎症自体は、命を守るために不可欠な生体の防御反応です。風邪を引いたときに喉が痛むのも、ケガをした傷口が膿むのも、捻挫すると腫れるのも、防御反応としての炎症が起きている証拠です。

そうした急性のものではなく、自覚できない低レベルの炎症がだらだら続くのが問題で、それによって、生体組織の構造や機能に異常が生じてしまうことで、さまざまな病気が引き起こされることがわかってきたのです。

そして、その持続的炎症は、限定された部位だけで起きているとは考えにくく、一カ所で起きている人はほぼ全身で起きているはずです。だから、一つの生活習慣病にかかる人は、いくつもの病気にかかりやすいのです。

健康診断の結果を見て、「血圧も肝機能もコレステロール値も血糖値も、年を取ったら軒並み悪くなったよ」というのは、同様の理由です。

ここで、前にふれた肥満のタイプについて思い出してください。男性に多いリンゴ型肥満は、皮下脂肪でなく内臓脂肪が増えるのでしたね。そして、内臓脂肪は炎症を起こしやすいのです。

内臓脂肪に慢性炎症が起こり、炎症性サイトカインが分泌され、心筋梗塞や脳梗塞の大きな原因となっていることがわかっています。どちらも男性に多い疾患で、内臓脂肪型の肥満が目立つことが、男性が女性より短命な理由でしょう。

もちろん、女性でも内臓脂肪はつきますし、そもそも、ブドウ糖が血液中に溢れていること自体で血管内に炎症は起きます。

炎症を抑えるという観点からも、糖質の過剰摂取にいいことはありません。

◎糖質による病気や老化を防ぐために

以前から、老化を進める悪い作用として、「酸化」はよく知られていました。皮をむいたリンゴを放置すると茶色く変化するのが、まさしく酸化現象です。私たちの体も、生きるために絶え間なく取り入れている酸素によって、こうした老化現象が起きるのです。

そして、**酸化よりもさらに悪性度の高い作用だとわかってきたのが「糖化」です。**こちらは、エネルギーとして取り入れたブドウ糖が、タンパク質や脂質と結びついて細胞が劣化する反応のことです。

私たちの体は、水分以外はほとんどがタンパク質と脂質ですから、ブドウ糖が余ればどんどん結合して糖化が起こります。その過程では、ＡＧＥ（終末糖化産物）という非常にたちの悪い物質をつくりだします。

ＡＧＥは、タンパク質や脂質を変性させます。皮膚のタンパク質を変性させてシミやシワをつくったり、血管のタンパク質を変性させて動脈硬化を進行させたり……と、タンパク質と脂質だらけで構成されている私たちの全身に悪さをするのです。

最近は世界中でＡＧＥの研究が進み、あらゆる病気との関連がわかってきています。心筋梗塞や脳卒中、慢性腎臓病などは、血管の変性による動脈硬化の影響をもろに受けます。

アルツハイマー病やパーキンソン病の患者さんの脳には、ＡＧＥがたくさん溜まっていることも証明されています。

糖尿病との関連はより明確です。

ブドウ糖が血液中に溢れがちな糖尿病の患者さんは、総じてＡＧＥが多く、それによって血管壁の変性が早く進みます。また、ＡＧＥは老廃物を濾過するための腎臓の膜を変性させ、糖尿病腎症を悪化させます。

こうしたことから、**糖化によるＡＧＥの産出は、なんとしても抑えていく必要があるのです。**

かつて、大学病院の勤務医として歩き始めた私は、当時まだあまり注目されていなかったＡＧＥの研究に早くから没頭しました。アメリカ留学時代には、「絶対に不可能だ」と言われていた血中ＡＧＥの測定に成功しました。その論文は「ザ・ニュー・イングランド・ジャーナル・オブ・メディシン」「ザ・ランセット」などのトップジャーナルに掲載され、私はＡＧＥに関しては第一人者として認められていると自負しています。

その私に言えることは、糖質の過剰摂取は、ＡＧＥを大量に産出する自殺行為にほかならないということです。

糖質中毒に陥って無意識のうちに摂っている炭水化物によって、ＡＧＥという悪魔の老化促進物質を、自らどんどんつくりだしていることに気づいてください。

第5章のおさらい

◎ブドウ糖は血液も血管も悪くします。

◎糖質の過剰摂取は糖尿病にまっしぐらです。

◎糖尿病になると、あらゆる病気にかかりやすくなります。

◎とくに糖尿病腎症、糖尿病網膜症、糖尿病神経障害に注意。

◎慢性腎臓病にかかっているかもしれないと疑うべし。

◎あなたが糖尿病で、担当医が腎臓の治療に詳しくないなら、主治医を替える。

◎世界中の人々が命を落とす最大の原因は高血圧です。

◎内臓脂肪による炎症が全身に害をなします。

図表21．食品に含まれる糖質量

食品	量	糖質量
主食		
ごはん		
白米ごはん	1膳	55.2 g
玄米ごはん	1膳	51.3 g
にぎり寿司	1貫	7.3 g
おにぎり	めし 75 g	27.6 g
リゾット（チーズ）	米 50 g	43.9 g
オムライス	めし 135 g	59.2 g
チャーハン	めし 180 g	68.1 g
親子丼	めし 200 g	82.5 g
牛丼	めし 200 g	84.5 g
かつ丼	めし 200 g	86.6 g
天丼	めし 200 g	91.1 g
ビーフカレー	めし 180 g	87.9 g
麺		
ざるそば	ゆでそば 180 g	50.5 g
天ぷらそば	ゆでそば 180 g	60.8 g
ざるうどん（ごまだれ）	ゆでうどん 200 g	53.6 g
天ぷらうどん	ゆでうどん 200 g	59.2 g
冷やしそうめん	手延ゆで 225 g	64.7 g
ソース焼きそば	蒸し中華麺 150 g	62.8 g
とんこつラーメン	生中華麺 110 g	66.1 g
冷やし中華	生中華麺 110 g	79.4 g
ミートソーススパゲッティ	ゆでスパゲッティ 200 g	68.3 g
パン		
食パン（8枚切）	45 g	20.0 g
食パン（6枚切）	60 g	26.6 g
クロワッサン	30 g	12.7 g
ナン	75 g	34.2 g
その他の主食		
春雨	30 g	25.6 g
フルーツグラノーラ	40 g	27.7 g
プレーンコーンフレーク	40 g	32.4 g

ビーフン	50 g	39.5 g
クリスピーミックスピザ	クリスピークラスト 63 g	34.4 g
主菜		
魚		
あじの干物焼き	干物 50 g	0.1 g
ししゃも焼き	からふとししゃも 60 g	0.3 g
塩鮭焼き	塩鮭 80 g	0.1 g
うなぎのかば焼き	かば焼き 70 g	2.2 g
ぶりの照り焼き	ぶり 80 g	6.3 g
白身魚のフライ	白身魚 70 g	8.6 g
その他魚介・加工品		
ゆでえび（サラダ用）	60 g	0.0 g
ずわいがに（ゆで）	40 g	0.0 g
あさり	40 g	0.2 g
かき	120 g	5.6 g
いくら	10 g	0.0 g
ツナフレーク（油漬缶）	20 g	0.0 g
はんぺん	30 g	3.4 g
刺身		
まぐろ赤身	40 g	0.6 g
いか	30 g	0.6 g
はまち	40 g	0.7 g
しめさば	40 g	1.3 g
ほたて貝柱	36 g	1.9 g
牛肉		
ビーフステーキ（ロース）	国産かたロース 100 g	1.9 g
ビーフステーキ（ヒレ）	国産ヒレ 100 g	2.2 g
ローストビーフ	国産もも 70 g	2.2 g
ビーフハンバーグ	牛ひき肉 100 g	9.7 g
豚肉		
豚肉の生姜焼き	豚かたロース 80 g	6.3 g
ピーマンの肉詰め焼き	合いびき肉 40 g	13.7 g
焼き餃子	豚ひき肉 50 g	17.2 g
豚しゃぶサラダ	豚ロース 75 g	4.1 g
ポークシューマイ	豚ひき肉 60 g	17.1 g
ロールキャベツ	合いびき肉 50 g	14.5 g

トンカツ	豚ロース 100 g	10.0 g
酢豚	豚かた 80 g	25.5 g
鶏肉		
鶏肉の照り焼き	若鶏もも 80 g	4.2 g
蒸し鶏	若鶏ささみ 80 g	6.4 g
バンバンジー	若鶏むね 80 g	7.3 g
クリームシチュー	若鶏もも 80 g	25.0 g
鶏肉のから揚げ	若鶏もも 80 g	4.7 g
その他の肉・加工品		
ラムステーキ	ラムロース 80 g	2.3 g
馬刺し	馬肉 60 g	2.5 g
ウインナーのソテー	ソーセージ 50 g	3.5 g
たまご		
鶏卵（ゆで）	50 g	0.2 g
プレーンオムレツ	鶏卵 100 g	1.1 g
ベーコンエッグ	鶏卵 50 g	0.2 g
厚焼き玉子	鶏卵 50 g	3.2 g
大豆製品		
木綿豆腐	150 g	1.8 g
絹ごし豆腐	150 g	2.5 g
油揚げ	15 g	0.0 g
納豆	50 g	2.7 g
無調整豆乳	200 g	5.8 g
調整豆乳	200 g	9.0 g
マーボー豆腐	木綿豆腐 120 g	6.3 g
副菜		
サラダ		
コールスローサラダ	キャベツ 60 g	4.4 g
マカロニサラダ	マカロニゆで 20 g	8.0 g
ポテトサラダ	じゃがいも 50 g	10.1 g
シーフードサラダ	いか・えび・たこ各 20 g	1.4 g
緑黄色野菜		
ほうれん草のおひたし	ほうれんそう 60 g	0.6 g
オクラのおかかあえ	オクラ 35 g	0.8 g
ブロッコリーのマヨネーズあえ	ブロッコリー 60 g	0.8 g
サニーレタス	25 g	0.3 g

さやいんげん	48 g	1.2 g
にんじん	48 g	3.2 g
ミニトマト	58 g	3.4 g
トマト	145 g	5.3 g
パプリカ	126 g	7.1 g
かぼちゃ	80 g	13.7 g
淡色野菜		
セロリの炒め物	セロリ 40 g	2.0 g
きゃべつ炒め	きゃべつ 100 g	4.8 g
きゅうりとわかめの酢の物	きゅうり 50 g	3.5 g
もやし炒め	もやし 100 g	1.6 g
焼きなす	なす 80 g	2.9 g
大根の煮物	大根 80 g	5.4 g
ごぼうと牛肉の煮物	ごぼう 50 g	8.4 g
とうもろこし（ゆで）	125 g	17.2 g
いも類		
こんにゃくの炒煮	板こんにゃく 80 g	2.7 g
ジャーマンポテト	じゃがいも 60 g	11.2 g
焼きいも	さつまいも 80 g	21.4 g
海藻・きのこ		
生わかめ	10 g	0.2 g
焼きのり	2 g	0.2 g
味つけもずく	80 g	4.4 g
ひじきの煮物	ひじき・乾燥 7 g	5.3 g
きのこのソテー	しめじ 80 g	1.2 g
味噌汁・スープ		
豆腐となめこの味噌汁	木綿豆腐 30 g	3.1 g
茶わん蒸し	鶏卵 30 g	5.2 g
かき玉スープ	鶏卵 25 g	2.3 g
ミネストローネ	トマト水煮缶 50 g	12.3 g
その他の食品		
乳・乳製品		
牛乳	乳脂肪 3.8% 200 ml	9.6 g
低脂肪牛乳	乳脂肪 1.0% 200 ml	11.0 g
プレーンヨーグルト	100 g	4.9 g
加糖ヨーグルト	100 g	11.9 g

カマンベールチーズ	22 g	0.2 g
クリームチーズ	18 g	0.4 g
果物		
いちご	50 g	3.6 g
メロン	50 g	4.9 g
グレープフルーツ	50 g	4.5 g
キウイフルーツ	50 g	5.5 g
りんご	50 g	7.1 g
温州みかん	70 g	7.8 g
スイカ	100 g	9.2 g
バナナ	50 g	10.7 g
和菓子・洋菓子		
桜餅（関東風）	67 g	34.6 g
カステラ	40 g	25.1 g
串団子（粒あん）	70 g	31.1 g
どら焼き	73 g	40.6 g
おはぎ（こしあん）	100 g	42.2 g
豆大福	85 g	42.8 g
たいやき	126 g	58.7 g
白玉ぜんざい	ぜんざい 180 ml	59.0 g
カスタードプリン	80 g	11.8 g
シュークリーム	100 g	25.3 g
ショートケーキ	95 g	35.5 g
アップルパイ	110 g	34.6 g
アルコール飲料		
ウイスキー（水割り）	ウイスキー 30 ml	0.0 g
ウーロンハイ	350 ml	0.0 g
焼酎（ロック）	50 ml	0.0 g
ブランデー	30 ml	0.0 g
赤ワイン	100 ml	1.5 g
白ワイン	100 ml	2.0 g
日本酒（コップ）	100 ml	4.9 g
ビール	350 ml	10.9 g
発泡酒	350 ml	12.6 g

『改訂版 糖質量ハンドブック』牧田善二（新星出版社）より

おわりに

私たち人類は、はるか昔から一生懸命頑張って、さまざまな進化を遂げてきました。医学はその典型で、診断法も治療法も劇的に研究が進み、かつては諦めなければならなかった命を救えるようになりました。

しかし、進歩には、ときどき「ミス」も起きます。農耕技術の発達や産業革命は、世界中の人々に恩恵をもたらしましたが、糖質の過剰摂取という極めてネガティブな食習慣を生み出しました。

その結果、現代人の多くが、自らが糖質中毒に陥っていることに気づかずに、好きなものをたくさん食べることで自分の健康を害しています。

好きなものをたくさん食べている人に対して、「それは危険な行為ですよ」などと警告するのは、医師であっても楽しい仕事ではありません。

それでも私が本書を書き、糖質中毒という言葉を広く知らしめようとしているのは、人々に、本当に健康で幸せな人生を送ってもらいたいからです。

本当に健康で幸せな人生は、自分の脳を糖質にコントロールされている状態では手に入らないということを考えてもらいたいからです。

専門的な内容もありましたが、本書を最後まで読んでくださったことで、糖質中毒という病気があることや、その恐ろしさを理解できたものと思います。と同時に、その治し方もわかったはずです。

だから、もう大丈夫です。

これまで、いくらダイエットを繰り返してもうまくいかず、すっかり自信をなくした人でも、今回はやり遂げることができるでしょう。

本書のメソッドによって、あなたがすっきりと痩せて、これまでとは次元の違う、真に健康で幸せな人生を送ることを心から願っています。

二〇二一年一二月

AGE牧田クリニック院長・牧田善二

牧田善二（まきた ぜんじ）

糖尿病専門医、AGE 牧田クリニック院長。医学博士。1979 年、北海道大学医学部卒業。地域医療に従事したあと、ニューヨークのロックフェラー大学医生化学講座などで糖尿病合併症の原因である AGE の研究を約 5 年間行う。1996 年より北海道大学医学部講師。2000 年より久留米大学医学部教授を経て、2003 年に糖尿病をはじめとする生活習慣病、肥満治療のための「AGE 牧田クリニック」を東京・銀座に開業。延べ 20 万人以上の患者を診ている。『医者が教える食事術』『医者が教えるダイエット』『医者が教える最強の解毒術』『人間ドックの 9 割は間違い』など著書多数。

文春新書

1349

糖質中毒《とうしつちゆうどく》　痩《や》せられない本当《ほんとう》の理由《りゆう》

2022 年 1 月 20 日　第 1 刷発行
2022 年 4 月 25 日　第 6 刷発行

著　者　　牧　田　善　二
発行者　　大　松　芳　男
発行所　株式会社　文　藝　春　秋

〒102-8008　東京都千代田区紀尾井町 3-23
電話（03）3265-1211（代表）

印刷所　　理　想　社
付物印刷　大日本印刷
製本所　　大　口　製　本

定価はカバーに表示してあります。
万一、落丁・乱丁の場合は小社製作部宛お送り下さい。
送料小社負担でお取替え致します。

ISBN978-4-16-661349-6